健康教育系列丛书

农村卫生与健康常识

主　编　陶　勇　陶茂萱
副主编　纪中义　陈晓东　何英华　钟格梅
编　者　（按姓氏汉语拼音排序）
　　　　丁　震　樊福成　付彦芬　姚　伟
　　　　尹　强　张　琦　张　荣

北京大学医学出版社

图书在版编目（CIP）数据

农村卫生与健康常识/陶勇，陶茂萱主编. —北京：北京大学医学出版社，2008.3
ISBN 978-7-81116-455-8

Ⅰ. 农… Ⅱ. ①陶…②陶… Ⅲ. 农村卫生 Ⅳ. R127

中国版本图书馆 CIP 数据核字（2008）第 017124 号

农村卫生与健康常识

主　　编：	陶　勇　陶茂萱
出版发行：	北京大学医学出版社（电话：010-82802230）
地　　址：	(100191) 北京市海淀区学院路 38 号 北京大学医学部院内
网　　址：	http://www.pumpress.com.cn
E - mail：	booksale@bjmu.edu.cn
印　　刷：	北京瑞达方舟印务有限公司
经　　销：	新华书店
责任编辑：韩忠刚	责任校对：杜　悦　　责任印制：郭桂兰
开　　本：	880mm×1230mm 1/32　印张：6.5　字数：161 千字
版　　次：	2008 年 3 月第 1 版　2012 年 9 月第 10 次印刷
书　　号：	ISBN 978-7-81116-455-8
定　　价：	24.00 元

版权所有，违者必究

（凡属质量问题请与本社发行部联系退换）

健康教育系列丛书
编委会名单

编委会主任　陶茂萱

编　　委　（按姓氏汉语拼音排序）
　　　　　　白雪涛　林　琳　马　军　马　昱
　　　　　　钱　玲　陶　勇　陶茂萱　田向阳
　　　　　　苑绍琦　邹宇华

审　　校　（按姓氏汉语拼音排序）
　　　　　　白　玥　柴　燕　陈国永　宁　艳
　　　　　　严丽萍　郑剑强

序

世界卫生组织指出：个人健康与寿命的 60% 取决于自己，其中生活方式是主要因素。在现代社会中，影响健康和生命质量的重要因素是生活方式。每个人都可以通过采取并坚持健康生活方式，获取健康，提高生活质量。选择健康的生活方式是最好的人生投资，是获得健康、减少疾病的最基本、最有效、最经济易行的途径。

健康是人生的第一财富，人如果没有了健康，一切都将失去意义。提高公众的健康素质，就必须普及健康知识，使公众具备并掌握正确的观念、科学的知识和技能，增强人们的健康意识和自我保健能力，应付人生可能出现的各种健康问题，更有效地支持个人和社会的发展。中国疾病预防控制中心健康教育所作为国家级健康教育专业机构，有责任利用多种传播手段向公众普及科学的健康知识和技能。

为了满足公众对健康知识的需求，我们组织编写了该套健康教育系列丛书，丛书内容是在总结多年健康教育工作经验，立足于公众健康需求的基础上确定的，具有很强的针对性和实用性。主要编者由在相关领域内从事多年研究，具有相当造诣的专家担纲，很好地实现了科学性、针对性与直观性的有机结合。我们希望该套丛书能够帮助读者用科学的态度去认识健康，采纳健康的生活方式，获得积极向上的人生。

尽管我们为编写该套丛书付出了诸多辛苦，但由于时间仓促和水平有限，书中难免存在一些不足之处，恳请读者不吝赐教，以资修订。

《健康教育系列丛书》编委会
2008 年 3 月

目 录

第一章　农村饮用水与卫生 ………………………… 1
第一节　生命之源——水 …………………………… 1
　　一、水与生命 ……………………………………… 1
　　二、水的基本特性 ………………………………… 2
　　三、水的生理功能 ………………………………… 5
第二节　饮水与健康 ………………………………… 6
　　一、介水传染病 …………………………………… 7
　　二、生物地球化学性地方病 ……………………… 7
　　三、什么是农村安全饮用水 ……………………… 10
　　四、为什么要进行饮水消毒 ……………………… 11
　　五、健康饮水 ……………………………………… 11
　　六、饮用水与个人卫生 …………………………… 14
第三节　莫让"生命之源"成"生命之患" ………… 15
　　一、供水污染 ……………………………………… 15
　　二、饮用水污染的来源 …………………………… 15
　　三、加强水源保护 ………………………………… 17
　　四、水发黄是什么原因 …………………………… 20
　　五、什么是"黑水"现象 ………………………… 21
　　六、自来水为什么有异味 ………………………… 22
　　七、家庭储水与水变质 …………………………… 23
　　八、水中对健康影响较大的化学物质 …………… 24
第四节　饮用水处理 ………………………………… 28
　　一、为什么要对饮用水进行处理 ………………… 28
　　二、水是怎样净化和消毒处理的 ………………… 30
　　三、集中形式供水的水质处理 …………………… 32

四、常用的消毒方法的应用和安全性问题 ……… 38
第二章　农村改厕和粪便无害化处理科普知识 ………… 42
　第一节　厕所 ……………………………………………… 42
　　一、厕所文化 ………………………………………… 42
　　二、厕所的发展简史 ………………………………… 43
　　三、世界厕所组织（WTO） ………………………… 44
　　四、形形色色的厕所 ………………………………… 45
　　五、厕所标识 ………………………………………… 48
　　六、有关如厕的礼仪 ………………………………… 49
　　七、卫生厕所 ………………………………………… 50
　　八、粪便无害化和无害化卫生厕所 ………………… 50
　　九、农村改厕 ………………………………………… 51
　　十、农村改厕的效益 ………………………………… 51
　第二节　卫生厕所建造标准和几种常见类型 …………… 51
　　一、三格化粪池式厕所 ……………………………… 52
　　二、粪尿分集式厕所 ………………………………… 53
　　三、双瓮漏斗式厕所 ………………………………… 55
　　四、沼气池式厕所 …………………………………… 56
　　五、完整下水道水冲式厕所 ………………………… 58
　　六、其它卫生厕所的类型 …………………………… 59
　　七、血吸虫病区卫生厕所 …………………………… 61
　　八、寒冷地区卫生厕所 ……………………………… 61
　　九、公厕和学校厕所 ………………………………… 62
　第三节　粪便的管理 ……………………………………… 63
　　一、关于粪便的一般知识 …………………………… 63
　　二、粪便趣闻 ………………………………………… 64
　　三、粪便的害处 ……………………………………… 65
　　四、从人类粪便观察疾病 …………………………… 66
　　五、粪便的无害化处理 ……………………………… 67

六、粪便的应急处理 ……………………………… 68
　　　七、粪便无害化卫生标准 …………………………… 69
第三章　垃圾和污水 ………………………………………… 71
　第一节　垃圾 ……………………………………………… 71
　　　一、垃圾的来源、种类和成分 ……………………… 71
　　　二、对环境的影响 …………………………………… 74
　　　三、对健康的影响 …………………………………… 77
　　　四、对生产的影响 …………………………………… 79
　　　五、垃圾的处理与管理 ……………………………… 80
　　　六、变废为宝 ………………………………………… 82
　　　七、生活垃圾焚烧污染控制标准 …………………… 82
　　　八、生活垃圾填埋污染控制标准 …………………… 83
　　　九、中华人民共和国固体废物污染环境防治法 … 83
　第二节　污水 ……………………………………………… 84
　　　一、污水的来源、种类和成分 ……………………… 84
　　　二、对环境的影响 …………………………………… 87
　　　三、对健康的影响 …………………………………… 88
　　　四、对生产的影响 …………………………………… 89
　　　五、污水的处理与管理 ……………………………… 90
第四章　除四害 ……………………………………………… 93
　第一节　除四害与爱国卫生运动 ………………………… 93
　第二节　蚊虫的危害与控制 ……………………………… 95
　　　一、蚊虫的危害及生态习性 ………………………… 95
　　　二、蚊虫的综合控制 ………………………………… 97
　第三节　蟑螂的危害与控制 ……………………………… 99
　　　一、蟑螂的生活习性 ………………………………… 100
　　　二、蟑螂的控制方法 ………………………………… 101
　第四节　蝇类的危害与控制 ……………………………… 102
　　　一、蝇类的生态习性 ………………………………… 103

二、苍蝇的控制 …………………………………… 104
　第五节　鼠类的危害与控制 ……………………………… 106
　　一、鼠类的生态习性 ……………………………… 107
　　二、鼠类的控制 …………………………………… 109

第五章　农村职业危害 …………………………………… 113
　第一节　农药 ……………………………………………… 113
　　一、农药的发明与发展 …………………………… 114
　　二、农药的种类 …………………………………… 115
　　三、农药的危害 …………………………………… 116
　　四、农药中毒的预防 ……………………………… 117
　第二节　化肥 ……………………………………………… 118
　　一、化肥的生产与使用 …………………………… 118
　　二、化肥的种类 …………………………………… 119
　　三、化肥污染的危害 ……………………………… 121
　第三节　避暑防寒 ………………………………………… 122
　　一、中暑 …………………………………………… 123
　　二、冻伤 …………………………………………… 126
　第四节　寄生虫病防护 …………………………………… 128
　　一、寄生虫病流行特点 …………………………… 128
　　二、常见的几种寄生虫病 ………………………… 129
　第五节　人畜共患病的预防 ……………………………… 135
　　一、人畜共患疾病和流行 ………………………… 135
　　二、主要的人畜共患疾病 ………………………… 136
　第六节　农村乡镇企业的环境污染和治理 ……………… 145
　　一、乡镇企业污染现状和特点 …………………… 145
　　二、乡镇企业的污染表现 ………………………… 146
　　三、治理乡镇企业污染的对策 …………………… 147

第六章　村镇规划卫生和住宅卫生 ……………………… 152
　第一节　村镇缺少卫生规划的危害 ……………………… 152

第二节　村镇规划卫生 …………………………… 153
　　一、村镇规划的原则 …………………………… 153
　　二、村镇的总体规划 …………………………… 154
　　三、村镇的功能分区 …………………………… 155
　　四、村镇规划卫生 ……………………………… 156
第三节　村镇规划卫生标准 ……………………… 158
　　一、与村镇规划有关的法律依据 ……………… 158
　　二、村镇规划的卫生监督 ……………………… 159
第四节　村镇住宅建筑设计中的卫生问题 ……… 166
　　一、住宅建筑和人体健康息息相关 …………… 166
　　二、农村住宅存在的问题 ……………………… 166
第五节　如何建造农村住宅 ……………………… 168
　　一、旧房改扩建 ………………………………… 168
　　二、选址新建 …………………………………… 170
　　三、决定住宅卫生质量的要素 ………………… 172
第六节　农村住宅卫生标准 ……………………… 177
第七节　农村住宅卫生设计参考 ………………… 183
　　一、堂屋 ………………………………………… 183
　　二、卧室 ………………………………………… 183
　　三、厨房和水井 ………………………………… 184
　　四、杂物间 ……………………………………… 184
　　五、禽畜圈舍 …………………………………… 184
　　六、柴草堆 ……………………………………… 185
　　七、围墙 ………………………………………… 185
　　八、美化环境 …………………………………… 185
第八节　规划卫生与风水文化 …………………… 185

第一章 农村饮用水与卫生

你知道吗？水对生命来说是极端重要的，而卫生的饮用水是人类健康的必需条件。农村饮用水卫生安全是反映农村社会、经济发展和居民生活质量的重要标志，它关系到亿万农民的身体健康。目前我国农村许多地方饮用水和环境卫生状况仍然很差，全国尚有3亿多农民没有喝上安全饮用水，农村大部分饮用水没经过消毒和净化处理，微生物和氟、砷等指标超标率较高，与城市供水水质差距甚大。目前，国家对解决农村饮用水安全卫生工作十分重视，已制订并开始实施农村卫生安全饮用水建设"十一五"规划。水利部也将"切实保护好饮用水源，让群众喝上放心水"作为中国水利工作的首要任务。本章主要介绍农村饮用水的基本知识，帮助新时代的农民掌握必要的饮用水卫生常识。

第一节 生命之源——水

一、水与生命

水是地球上一切生命赖以生存的基础，是维持人体正常生理活动的重要物质。当机体长期不进食，体内贮备的糖和脂肪完全消耗，蛋白质失去1/2时，只要能正常供水，机体可在一定时期内存活。当人体失去6%的水分时会出现口渴、尿少和发热，失水10%～20%将出现昏厥甚至死亡。对人类来说，水比食物更珍贵，人不吃食物生命还可维持20余天，但如不喝水，则不过几天便会死亡。水是人体中含量最大的组成成分，体内水的含量随年龄增加而有所减少。如两个月的胎儿水分高达97%，新生儿的含水量减至74%，成年人为58%～67%。可以说没有水就没有生命，水是生命之源。

据联合国统计，地球总水量约为14亿立方千米，其中江河湖泊能够饮用的淡水量仅占0.0014%。目前,全世界有80多个国家,大约有15亿人口缺乏饮用水。

我国位于世界13个贫水国之列,人均水量2400立方米,只相当世界人均的四分之一,排在世界第110位,水资源的高度短缺,已经成了制约我国国民经济发展的一个重要因素。同时,淡水资源污染日益严重,现全世界每年至少有1500万人死于水污染引起的疾病。沼泽污水孳生的蚊子传播的疟疾每年传染10亿人,造成270万人死亡。水污染严重威胁着人类的健康。

二、水的基本特性

水的基本特性是其理化性状,包括水温、色、臭、味、浑浊度、pH值、总固体、电导率、酸碱度、硬度、氯化物、硫酸盐、硫化物、含氮化合物、溶解氧、生化需氧量、耗氧量、总有机碳及有毒物质等指标。根据各项水质指标的检测结果可以阐明水质是否符合卫生要求,还可以判断水质的感官性状是否良好,水质是否受到污染。

（一）水温

水温随季节变化,总落后于大气温度的变化,改变超过一定范围时,表示有热污染的可能。水温可以影响水中溶解氧含量及微生物的生长。

（二）色

洁净水是无色的,某些自然因素可以使水呈色。如流经沼泽地带的地面水因含腐殖质呈棕黄色;水中大量藻类生长时呈绿色、红色或黄绿色;含低铁盐的深层地下水,汲出后因低铁被氧化呈现黄褐色。

（三）臭

地面水流经沼泽地或有大量藻类生长和死亡分解时,可出现异臭;流经含硫地层的深层地下水可带硫化氢臭。工业废水中,有许多发臭物质,其中某些在水中的浓度低到普通化学方法难以检出时，臭味仍可闻到。

（四）味

天然水出现异味常与过量盐类的溶入有关。水受到人为污染时，也可产生异味。

（五）浑浊度

简称浊度，由水中的泥沙、有机物、浮游生物和微生物等造成。它主要取决于悬浮颗粒的数量、大小、形状和折射系数，而与水中悬浮物含量的关系很小。地面水的浑浊度一般高于地下水。

（六）pH 值

天然水的 pH 值多为 7.2～8.6。当水体受大量有机物污染时，因有机物氧化分解产生游离二氧化碳，可使水的 pH 值降低。酸、碱废水污染时，水的 pH 值可发生明显的改变。

（七）总固体

总固体为水样在一定温度下蒸发至干后的残留物总量（蒸发残渣）。总固体愈少，水愈清洁。总固体包括溶解性固体和悬浮性固体。溶解性固体含量主要取决于溶解在水中矿物盐类的多少，也包括溶解性有机物。

（八）电导率

指水的导电能力。在一定的温度下，电导率的大小与水中离子化物质的总浓度有关。电导率通常能说明水中的溶解性矿物质的总量。

（九）酸、碱度

水的酸、碱度是分别以碱、酸标准溶液滴定至一定 pH 值（8.3 和 4.4）时的用量。水的酸度主要由游离二氧化碳、酸性盐类和有机酸形成；水的碱度主要由碳酸盐、重碳酸盐、氢氧化物等形成。天然水常呈弱碱性。如水的酸碱度偏离水源本底范围，说明已受污染。

（十）硬度

是指溶于水中钙、镁盐类（碳酸盐、重碳酸盐、硫酸盐、硝酸盐、氯化物等）的总含量。有时水中存在铁、锰、铝等盐类也会造成硬度。水的硬度可分为暂时硬度和永久硬度。水煮沸后能除去的那部分硬度称暂时硬度，反之即为永久硬度。各地天然水的硬度，因地质条件不同，差异很大。地面水的硬度通常较地下水低。雨季和干旱可造成地面水硬度有明显的季节变化。

（十一）氯化物

天然水体中氯化物的主要来源有：①水源流经含氯化物的地层；②水源受生产性或生活性废水污染；③接近海边的江河水和井水，受潮水和海风的影响，水中氯化物含量较高。通常在同一地区内，除洪水季节外，天然水体中氯化物含量相当恒定。

（十二）硫酸盐

天然水体均含有硫酸盐，其含量受地质条件的影响很大。水中硫酸盐含量突然增加表明水有被生活污水、工业废水或硫酸铵化肥等污染的可能。

（十三）硫化物

水中的硫化物指硫化氢及硫化钠等盐类。地面水中出现硫化物，除因工业废水污染外，也可能由于生活污水污染及地面水中的有机物分解产物造成。地下水中的硫化物还可能来自地层。某些矿泉水常含有一定数量的硫化物。

（十四）含氮化合物

水中的含氮化合物包括有机氮、蛋白性氮、氨氮、亚硝酸盐氮等硝酸盐氮。清洁水不应有含氮化合物。含氮化合物的出现提示水已被人、畜粪便污染，但污染程度不同。

（十五）溶解氧

溶解于水中的氧称为溶解氧。水中溶解氧的含量与水温、大气中的氧分压有密切关系。在自然情况下，同一地区，大气压变化不大，水温是影响水中溶解氧含量的主要因素。水温愈低，水中溶解氧的含量愈高。清洁地面水的溶解氧量接近饱和状态。水层越深，溶解氧含量往往越低，特别是湖、塘等静止的水则更是如此。

溶解氧对水体的自净作用有重要意义。有机物污染水体后,若水中有足够的氧,则有机物在需氧微生物作用下能较迅速地分解,使水获得自净。有机物污染严重,水中溶解氧可被急剧消耗尽。溶解氧降至一定的程度,水中多数鱼类的生存即受到威胁。因此,水中溶解氧的含量是有机污染的间接指标。

(十六) 生化需氧量

水中有机物在有氧条件下被需氧微生物分解时所消耗的氧量称为生化需氧量。水中微生物分解有机物的过程与水温有密切关系。由于有机物生物氧化过程很复杂,影响因素较多,全部过程完成需要相当长的时间。因此,在实际工作中,都以20℃培养5天后,1L水中消耗的溶解氧来表示,称为五日生化需氧量(20℃)。五日生化需氧量(20℃)间接表示水中易氧化的有机物含量,可说明有机物的污染情况。

(十七) 耗氧量

也称化学需氧量,是在一定条件下,氧化水中有机物所消耗的氧化剂(高锰酸钾、重铬酸钾等)的量。它是间接反映水中有机物含量的一项指标。但氧化剂在氧化有机物的同时,也氧化了水中的无机性还原物质,所以用耗氧量来估计水中有机物对溶解氧的消耗,往往不如生化需氧量准确。

在评价水的理化性状时,还有很多其它指标,但不是主要指标,以上这些已经能够全面地反映水有关的基本特性。

三、水的生理功能

(一) 生理功能

有机体的体液是由水、电解质、低分子有机化合物和蛋白质等组成的,广泛分布在组织细胞内外,构成人体的内环境。其中细胞内液约占体重的40%,细胞外液占20%。细胞外液是机体物质代谢的重要枢纽,细胞从组织间液中摄取溶于水的营养物质，代谢的中间产物和终产物又通过组织间液运送和排泄至体外，因此细胞外液对于营养物质的消化、吸收、运输和废物的排泄非常重要。水是体内化学作用的介质，其溶解力很强，很多无机及有机物质都易溶于水中。水不仅是生物体内化学反应的介质，也是反应物。水的介电常数很大，能促进电解质的电离。水的比热高，热容量大，1克水升高1℃比同量的其它物质所需热量多，因而水的蒸发热大，1克水在37℃时完全蒸发吸热多，即使蒸发少量的汗也能散发大量的热，便于调节体温。血液中90%为水，通过它的流动，可调节全身体温，使机体不因内外环境温度的改变而有明显的变化。水的粘度小，在体内有减少摩擦的润滑作用，如泪液可防止眼球干燥，唾液及消化液有利于吞咽、咽部湿润及胃肠内的消化。此外，关节的滑液、胸膜和腹膜的浆液、呼吸道和胃肠道的粘液等都是水溶液，具有良好的润滑作用。

（二）人体水的来源和需要量

人体与外界环境的物质交换，以水的量最大。人体对水的需要量随体重、年龄、气候及劳动强度而异，正常成人每日需水2400～4000ml，一般摄入和排出量保持着平衡。婴儿和青少年的需水量各有不同，前者的需要量多，约为成年人的3～4倍。人体水分的主要来源是饮料水、食物水和体内生物氧化代谢水。每100g糖氧化时可产生55ml水，100g脂肪可产生107ml水，100g蛋白质可产生41ml水。一般混合性食物每生热418.4kJ（100kcal）大约可产生12ml水。

第二节　饮水与健康

2001年6月29日世界卫生组织调查指出，人类疾病80%与水有关。据统计，每年世界上有2500万名以上的儿童因饮用被污染的水而死亡。有关资料显示，我国有24%的人饮用不良水质的水，约1000万人饮用高氟水，约3000万人饮用高硬质水，

5000万人饮用高氟化物水,而这些数据每年均呈上升趋势。

一、介水传染病

介水传染病,又称水性传染病。其流行原因有二:①水源受病原体污染后,未经妥善净化和消毒即供居民饮用;②处理后的饮用水重新被病原体污染,如管网系统漏水,可在管网出现负压时遭受污染。介水传染病的危险性很大。地面水和浅井水都极易受病原体污染,且病原体在水中一般都能存活数日甚至数月,而饮用同一水源的人数往往很多。例如,印度新德里在1955年11月至1956年1月间,由于集中式给水水源受生活污水污染,曾引起甲型肝炎大流行,170万人口中仅黄疸病例就有29300人。

介水传染病的流行特点表现为:①水源一次严重污染后,可出现暴发流行,绝大多数病例发病日期集中在最短和最长潜伏期之间;②病例的分布与供水范围一致,绝大多数患者都有饮用同一水源的历史;③一旦对污染源采取治理措施,并加强饮用水的净化和消毒后,流行能迅速得到控制。

二、生物地球化学性地方病

(一)地方性氟中毒

地方性氟中毒又称地方性氟病。它是长期摄入过量氟而引起的一种慢性全身性疾病,主要表现为氟斑牙和氟骨症。本病分布很广,我国除上海外,各省、市、自治区几乎均有不同程度的流行区。估计患者近4000万人。其中饮水型病区的患者数占90%以上。

1. 病因　主要有饮水型和煤烟型两型,饮水型就是长期饮用含氟量过高的饮水而得病。尽管本病与氟的总摄入量有关,但植物和空气含氟量较稳定,土壤含氟量的高低,对植物(除茶叶外)含氟量影响不大,因此,水氟有重要意义。

2. 流行病学特征

(1) 病区的地理、地质和气候条件　本病的流行条件主要有二：①有氟的来源，我国绝大多致病区，其地质背景为富氟的岩石层，少数病区则邻近富氟矿区。②有利于氟从岩石、土壤转移到水中，或由燃煤转移到室内空气和粮食中。

(2) 性别和年龄与发病的关系　本病的发生，与性别无关。但女性患者病情有时较重，可能与妇女生育、哺乳等有关。

氟斑牙的发病年龄，报道不一。一般乳齿患病较少，而多见于恒齿，7～15岁发病率最高。氟骨病一般都在10或15岁以后发病。且随年龄增加，患病率升高并且病情加重。氟斑牙是本病的敏感指标。患氟斑牙者不一定有氟骨症，而患氟骨症者往往有氟斑牙。但成年后迁入病区患氟骨症者，一般均无氟斑牙。

(3) 饮水含氟量与氟斑牙率的关系　当水氟含量和氟斑牙率分别以对数和几率单位代换后，两者常呈直线关系。但各地所得的此种直线关系其截距和斜率往往有差异。估计与总氟摄入量以及影响氟吸收的因素等不同有关。

3. 预防措施　①改用低氟水源；②饮水除氟。此外，如属煤烟型病区，则应改良炉灶，加强排烟措施。

(二) 地方性甲状腺肿

地方性甲状腺肿，简称地甲病，又称碘缺乏病。主要是由于摄碘量不足而引起的一种地方病。但个别地区亦可因摄入过量碘所致。它的主要表现，是甲状腺增生和肥大。本病分布很广，是患者人数最多的一种地方病。

此外，在严重流行区，儿童可患地方性克汀病。它是因母体严重缺碘而造成的一种先天性疾病，主要表现为矮小、痴呆和聋哑等。近年来发现，缺碘的主要危害，是影响胎儿和新生儿的大脑发育，以及影响儿童和成人的大脑功能。同时，还可产生以下危害：①早产、死胎、畸形发病率增加；②单纯聋哑；③新生儿甲状腺功能低下；④亚克汀病，即智力轻度落后，神经系统轻微受损，生长发育迟缓，其人数远多于克汀病患者。以下着重介绍缺碘性地甲病。

1. 病因

碘是人体的必需微量元素，是甲状腺素的组分。成人每人每日需碘量约为 $100\sim500\mu g$。当碘的摄入量低于 $40\mu g/d$，人群中尿碘低于 $25\mu g/d$ 时，属于重病区，并可有克汀病流行。

在无外来含碘食物的条件下，水碘含量可用以衡量当地居民的摄碘量。饮水碘低于 $5\sim10\mu g/L$ 时，往往有本病的流行。

2. 流行病学特征

（1）地甲病的分布　总的规律是山区患病率高于平原，内陆高于沿海，农村高于城市。河流上游的高山地区患病率高的主要原因是：土壤碘因流失含量低；离海越远、海拔越高的地区，降水含碘量越低；高山、边缘地区，不易获得外来的含碘食盐和食物。

（2）年龄、性别与发病的关系　本病在儿童期开始出现，青春发育期发病率急剧增加，40岁以后逐渐下降。重病区年龄组有提前和后移现象。在性别上，除重病区外，女性患者多于男性，其中以 $15\sim20$ 岁年龄组两性差异最大。

（3）水碘含量与发病关系　一般规律是水碘在 $5\mu g/L$ 以下时，随着碘含量的减低，患病率急剧增高；在 $5\sim40\mu g/L$ 时，随水碘增加，患病率缓慢降低；在 $40\mu g/L$ 时，患病率最低；自 $90\mu g/L$ 以后，则出现高碘性甲状腺肿。

3. 预防措施　选用含碘量适宜的水源水，或者供应含碘食盐，即食盐中加碘化钾，含量以2万分之一到5万分之一为宜。食盐中的碘易损失，需加适量碳酸钠作稳定剂，并应严密包装，存放于干燥、低温和暗处。此外，在不易供应碘盐或新发现克汀病的流行区，亦可肌注碘化油。

（三）地方性砷中毒

地方性砷中毒，主要是由于长期饮用含砷量过高的天然水而引起。如我国台湾西南沿海某些地区的自流井，多数水砷为

0.4～0.6mg/L（最高达 2.5mg/L）；新疆某地的自流井水，含砷 0.6mg/L，都引起了本病的流行。

本病的主要表现是：躯干、四肢的皮肤色素（棕褐）沉着和脱色斑点；手掌和脚跖皮肤过度角化，甚至发展到躯干、四肢；多发性皮肤癌；周围神经炎。台湾尚有部分患者发展为黑脚病（下肢动脉狭窄，阻塞）。

预防措施：①另选水源；②采用混凝沉淀和过滤法除砷；③将三价砷氧化成五价砷，再用石灰沉淀法去砷。

三、什么是农村安全饮用水

2004 年，由国务院常务会议审议并原则通过的《全国农村饮水安全工程"十一五"规划》明确了农村饮水安全评价指标体系，这也是我国制定的第一个农村饮水安全评价指标体系，将农村饮用水分为安全和基本安全两个档次，分水质、水量、方便程度和保证率四项指标进行评价。四项指标中只要有一项指标低于安全或基本安全最低值，就不能定为饮水安全或基本安全。在水质方面，符合国家《生活饮用水卫生标准》要求的为安全，符合《农村实施〈生活饮用水卫生标准〉准则》要求的为基本安全；在水量方面，每人每天可获得的水量不低于 40 升至 60 升为安全；不低于 20 升至 40 升为基本安全；在方便程度方面，人力取水往返时间不超过 10 分钟为安全，取水往返时间不超过 20 分钟为基本安全；在保证率方面，水源保证率不低于 95% 为安全，不低于 90% 为基本安全。

上述指标中，最主要的是水质。饮水水质安全是一个动态持续的概念：在污染物方面，天然水中主要是一些地球化学的有害物质造成的不安全，现代人类的活动带来了各种各样的污染，20 世纪 80 年代人类对水的主要污染是微生物和无机物，而目前主要是有机污染和生物性的污染；在饮用方面，饮水是终身饮用的水，因而要从终身累计的角度看农村饮水的安全，不能只看一时的浓度；在流行病学方面，饮水造成的健康危害不是短时间能发现的，因此要从长期的流行病学的资料来验证农村水的安全性，因而农村饮水安全评价指标体系也应该是动态的，要持续的修订。上述基本安全引用的水质标准是我国 1987 年实施的《农村实施〈生活饮用水卫生标准〉准则》，有些不够全面，因为农村目前面广量大的污染已不是微生物和无机污染，因而即使全部符合该准则要求也不能保证该饮用水的基本安全，起不到控制水质的作用，当然建议尽快对《农村实施〈生活饮用水卫生标准〉准则》中有关内容进行修订。

四、为什么要进行饮水消毒

消毒是指杀灭外环境中病原微生物的方法。其目的是切断传染病的传播途径，预防传染病的发生或流行。据研究，可污染饮用水的致病微生物有上百种，为杜绝介水传染病的发生和流行，保证人体健康，生活饮用水必须经过消毒处理方可供饮用。目前我国用于饮用水消毒的方法主要有氯化消毒、二氧化氯消毒、紫外线消毒和臭氧消毒。

此外有些消毒方法还可以改变水的感官性状，如二氧化氯消毒可以去除水中的异味等。

五、健康饮水

根据国外的研究报告指出，人们习惯口渴后才喝水，但是到了中年，口渴的感觉会随年龄增加而愈来愈不明显；老年人往往在明显缺水时，喝水的要求也不强烈，因此，尤其是气温骤升或是热浪袭人时，发生中暑或其它意外特别的多，甚至还出现"热死"的案例。所以中年人最好要倡导随时喝水补充的概念，老年人则要养成不渴也要适量饮水的习惯。

补充水分的方法很多，许多营养师的建议是：可以将蔬果熬成汤、喝茶（浓茶不宜）、凉开水等。特别注意的是，早上起床后如果能先喝一杯温开水,对身体很有帮助;因为人体一夜睡眠之后,水分从出汗、排尿和呼吸中消耗不少,血液变得浓稠,血管腔也因血流量减少而变窄,容易引发心脑血管栓塞等意外。所以,正确补充水分,不但可降低血液稠度,促使血管扩张,还具有清涤胃肠道的功用,进而帮助消化,防止便秘。

至于饮水量,视个人状况而定,最好是少量多喝。而较卫生的选择,应该是喝凉开水、盐开水、茶水或新鲜的矿泉水等。当然,每次摄水量不宜过多,以免增加心、肾负担;其次,与常人一样的,中、老年人劳动或运动过后,虽然大量出汗,也不适合喝太多。

(一)自来水不宜直接煮饭

未烧开的自来水中含有较多的氯,在煮饭过程中,水中的氯气会破坏米里的维生素 B_1,时间久了,人体就会出现一系列诸如消化不良、皮炎等症。正确的煮饭方法应该是先烧开自来水,然后将米倒入,这样水中的氯气已基本蒸发,就会减少维生素 B_1 的损失。

(二)多饮水可防膀胱癌

每天至少饮十一杯(一种小杯)的各类饮料的美国男士,比只饮五杯或以下的男士相比,能减少一半患上两种常见膀胱癌的危险。清水更具独立保护功效。每天饮清水少于一杯的男士——不管他饮多少其它饮料,患膀胱癌的危险比每天至少饮六杯清水的男士高一倍。

(三)有七种水不能饮用

在美国的供水中已发现 2110 种污染物,其中 20 种已被确认为致癌物。健康水起码应有三个要求:无污染、有生命力、符合生理要求。有如下七种水不宜饮用:

1. 生水:生水指没有烧开的水,如自来水、井水、湖水、河水等,因为生水中有很多对人体有害的细菌和寄生虫等。

2. 重新煮开的水:水烧了又烧,会使水分再次蒸发,水中的亚硝酸盐含量升高，常喝此水会造成中毒或致癌。

3. 蒸锅水：是指蒸馒头笼屉下的水，此水中亚硝酸盐浓度更高。另外，水垢也经常随水进入人体，引起消化、神经、泌尿和造血系统的疾病，甚至引起早衰，这是因为水垢中除含有亚硝酸盐外，还含有众多的有毒有害的重金属元素。

4. 滚水：指炉子上沸腾很长时间的水或热水器中反复煮沸的水，此水中不挥发性物质如钙、镁等重金属和亚硝酸盐含量太高，会引起腹泻、腹胀、中毒、甚至昏迷、惊厥、死亡。

5. 老化水：指长时间储存不动的水，俗称"死水"，此水中有毒物质含量也高，老人如果长期饮用此水，细胞代谢减慢，另可引起食管癌、胃癌等。

6. 蒸馏水：只能除去非挥发性物质，但氨、硫化氢等挥发物质不能除去。

7. 纯净水：纯净了，但无功能，缺少有益的元素，也不是健康水。长期饮用纯净水容易造成不良的健康影响。

（四）要喝烧开的水

1. 据化学家研究，水烧开以后，水中的气体（如 CO_2 等）被驱除干净，成为无气体的"排气水"，这时水分子排列比较整齐（普通水分子排列比较混乱），人喝了，可使生物化学催化剂——酶的活性增强，提高人的抗病能力。

2. 生水中含有细菌和虫卵等不洁物质，可引起肠道传染病（痢疾、伤寒、肠炎等）和肠道寄生虫病（蛔虫病等）。

3. 烧开的水还能驱除水中的一些特殊有害物质，如水氟、水铁、水锰等，同时能使有毒的三价砷氧化为低毒的五价砷。

4. 开水能泡茶，加些有益的成分便于溶解。

5. 开水的喝法

把煮沸后的水自然冷却到 20～25℃后，水中的气体比未煮沸的水中气体少 1/2。这种水分子之间更为紧密，内集力增大，表面张力加强。常饮这种水有益健康，被一些科学家誉为神水。

科学家们研究分析表明，凉开水的性质与生物细胞的水十分接近，比较容易透过细胞膜，具有奇异的生物活性。人们常喝凉开水，会提高内脏器官产生脱氢酶的能力，使肌肉组织中的乳酸积累降低，减轻疲劳感，常喝凉开水能促进新陈代谢，增加血液中血红素的含量，增强抵抗疾病的能力，不易患咽炎。

饮用凉开水要把握水冷却的时间，一般在冷却后暴露在空气中四小时以上，气体会再度溶入，凉开水奇妙的生物活性会丧失70％以上。因此，最好凉开水在四小时以内使用。装凉开水的器皿加盖后，避免和空气直接接触，使用时间可相对的延长。

六、饮用水与个人卫生

饮用水除饮用外，还是重要的基本的卫生设施之一，没有充足的符合一定质量的水是很难保证人类的个人卫生和日常生活基本需要，这些包括农村居民的餐饮用水、洗涤用水、卫生用水、花草浇灌等日常用水。

餐饮用水：包括淘米、洗菜、洗鱼虾肉等，这样的用水是很重要的水，水质要求等同于饮用水。因为水中有害物质可以污染米、菜、鱼虾肉等食物而直接进入人体。

洗涤用水：包括洗衣、洗碗、锅筷等，这样的用水也是要用符合标准的水，因为碗锅筷也直接与人体接触。

个人卫生洗漱用水：包括洗脸、漱口、洗澡等，这样的用水一定要用符合标准的水，因为个人卫生洗漱用水不干净可直接导致有关的疾病，如过敏性皮肤病、腐蚀皮肤、口腔病、皮肤癣等。

卫生洁具用水：包括抽水马桶、卫生间清洗、厨房清洗、餐桌卫生等用水一定要符合标准。

家养畜禽用水：包括农家所养的狗、牛、羊、鸡、鸭、鹅等用水一定要符合标准，可预防畜禽疾病，因为畜禽与人类密切接触，可将有些疾病传染给人类，如禽流感、猪链球菌病等。

花草浇灌用水：包括庭院的花草等浇灌的水也要符合标准。

第三节 莫让"生命之源"成"生命之患"

一、供水污染

纯净的水是实验室里制造出来的，饮用水的水源是大自然的水体，总是受到人类活动的污染，这些污染包括：

生物污染物：微生物污染包括细菌、病菌和寄生虫，通常由水源带来。要求达到某一规定的最低浓度以防止流行病暴发。此外藻类的污染也是生物污染，目前已成为饮用水污染的主要问题。

金属离子和无机化合物：包括铅、铜、汞和铝，以及不含碳的化合物如硫酸盐、硝酸盐、亚硝酸盐和石棉。这些物质是在水源或在输水管渠进入饮用水。这些物质能影响人体的神经系统、诱发癌症并引起血液成分紊乱。挥发性有机物（VOC）都是容易由水体挥发至空气中的含碳化合物。主要来源于溶剂、杀虫剂、工业废水、地下化学品储藏库等直接或间接的污染，包括苯、四氯化碳、七氯等。这些化合物与癌症和生育能力的损害有关。

有机化合物：包括几大类碳化合物。其中除草剂和农药施放于土壤，而这些土壤靠近水源。加氯消毒时氯和有机物反应而生成的消毒副产物等。这些物质也与生殖能力和癌症有关。有机的化合物还包括藻毒素的污染。

放射性物质：包括自然界本身的铀、氡和镭。这些物质由于水源地的地理因素进入饮用水，都与癌症有关。

二、饮用水污染的来源

水体污染是指人类活动排放的污染物进入水体，使水及水体底质的理化特性和水环境中的生物特性、组成发生改变，从而影响水的有效利用,造成水质恶化,危害人体健康或破坏生态环境的现象。引起水体污染的污染物主要来自生产或生活活动,除此以外,在某些地区,自然因素也可引起水质某些成分的改变,如黄河某些河段的水砷含量较高,我国北方一些地区水氟含量较高。但一般水体污染主要是指人为的污染。

水体污染源的种类是多种多样的,常见的分类方法是按其来源和污染物进入水体的方式而定。按其来源可分为:

1. 工业废水 它的特点是水质和水量因生产品种、工艺和生产规模等的不同差别很大。如钢厂每炼 1 吨钢排出约 200～250 吨废水,其中主要含无机物;而造纸厂生产 1 吨纸约排出 250～500 吨水,其中主要含有机物。另一特点是:除冷却水外,都含有生产原料、中间产品和终产品。对水体污染影响较大的工业废水主要来自冶金、化工、电镀、造纸、印染、制革等企业。

2. 生活污水 居民日常生活中产生的废水,其中主要为粪尿和洗涤污水,水中含有机物及肠道病原菌、病毒和寄生虫卵等。粪便是生活污水中氮的主要来源。近年来大量使用含磷洗涤剂,使污水磷的含量显著增加,从而生活污水为水生植物提供了大量的营养物质,导致相当部分的地面水源(湖和河水等)严重的富营养化和藻类的污染。雨雪淋洗城市大气中的污染物和冲淋建筑物、地面、废渣、垃圾而形成的城市径流,也是生活污水的组成部分。来自医疗单位的污水,包括病人的生活污水和医疗废水,含有大量的病原体及各种医疗、诊断用的物质,是一类特殊的生活污水。

3. 农业污水 指农牧业生产排出的污水及雨水或灌溉水流过农田表面后或经农田渗漏排出的水。农业污水主要含有氮、磷、钾等化肥,各种农药,粪尿等有机物,人畜肠道病原体及一些难溶性固体和盐分等。

按照污染物进入水体的方式可分为:

1. 点污染源

指的是通过沟渠管道集中排放的污染源。它们有固定的排放点，排放量和浓度随生产、生活活动有规律性的周期变化。

2. 面污染源

进入水体的污染物由广大的流域面积上或从一个城市区域汇集而来。它没有固定的排放点，排放量和浓度随降雨而有变化。它主要来源于农业生产、城镇径流、大气的干沉降和湿沉降以及矿藏的开采等。

近年来一些工业发达国家针对集中点源的污染，兴建了大量城镇、工业废水处理厂，但有些地区改善水环境质量的成效不大，因为有时是非点源污染起了重要作用。所谓非点源污染即是指不集中的、分散的面源污染。

上述各种污染源所排出的污染物，种类很多，按其性质可分为物理性、化学性及生物性污染物。

值得指出的是，近年来地面水体受有机污染的问题引起了国内外越来越多的关注，这是因为有机污染物的种类繁多，难于检测，而且其中许多有机物的毒性都较大。据统计全球水体已鉴别出有机化学物超过 2000 种。我国松花江检出有机物 152 种，第二松花江（吉林市江段）364 种，金沙江（攀枝花市江段）96 种，长江（江阴段）154 种。在松花江水质中的有机污染物以多环芳烃占比例最大，长江（江阴段）江水中最主要的有机物则是酚类和有机酸。由于检测水平的限制，事实上我国水体中的有机污染物种类，可能比上述更多。

三、加强水源保护

农村的饮用水源比较分散，加上管理的难度较大，因而水源防护就显得非常重要，很多水的污染事故和水性疾病的暴发流行往往都是由于水源受到污染所导致的，农村的饮用水源要注重如下几个方面：

第一，防止人畜粪便对水源的污染　人畜粪便含有很多病菌和寄生虫卵等,可以使水源直接和间接遭到污染,引起人体肠道传染病和寄生虫病。所以,我们首先要做好农家粪便的卫生管理和无害化处理。同时,水源应远离污染源,水井周围30米以内不能有简易厕所、粪坑、垃圾堆、猪圈等污染源。水井周围3米到5米内,应规定为水源卫生防护带,防护带内不洗衣服和其它脏东西,以防污水渗入井内污染饮水。同时,做好水源本身的防护工作。水井要选在地势较高的地方,有一定坡度,便于排水和防止雨水流入水井。水井要有完整的井台、井栏,井口要加盖或密封抽水。

第二,防止生活污水和有机垃圾对饮水的污染 预防污水、垃圾对饮水的污染要注意两条:一是生活污水和垃圾要妥善处理,最好进行高温堆肥发酵处理,使它不含细菌和有害成分。二是管理和收集污水、污物,严禁向水源排放污水和倒垃圾。

第三,防止工业废水、废渣对饮水的污染 随着农村经济的不断发展,乡镇企业越来越多,企业排放的废水、废渣也越来越多。废水、废渣中往往含有铅、砷、酚、氰化物等有害化学物质,水源一旦遭到工业废水、废渣污染,则会引起急性化学中毒,甚至危及生命安全。长期喝这种被污染的饮水,即使有害物在饮水中含量不多,也会造成慢性中毒。最有效的防治方法是大力提倡对工业废水、废渣综合利用和回收,清除有害物质;其次,废水要有固定的排放渠道,工业废渣要妥善管理,单独堆放,远离饮用水源,以防污染饮水。

水体卫生防护为了保护水体,特别是城镇生活饮用水水源的卫生状况,必须对水体污染采取一系列的防治措施。随着社会经济的迅速发展,废水量将大幅度增加,排放的污染物种类也将日益增多,如果单纯依靠复杂的废水处理技术,往往由于基本建设投资和运行费用昂贵而难以实施。因此,为了从根本上控制水体污染,必须采取多方面措施,综合治理。首先,应要求工业生产部门采用先进工艺和设备,节约生产用水,提高原料利用率,采用无污染或少污染工艺，把污染消除在生产过程中。并对废水中污染物加以回收利用，强化生产管理，杜绝跑、冒、滴、漏，以最大限度地减少工业废水和污染物的排放量。

（一）工业废水的利用与处理

1. 工业废水的利用　合理利用工业废水，首先是要提高水的重复利用率。

2. 工业废水的处理　工业废水处理的方法很多，按其原理可分为以下几类：①物理处理法；②化学处理法；③物理化学处理法；④生物处理法等。

废水处理又可按处理程度分为三级。一级处理属整个污水处理流程中的预处理阶段，其任务是从废水中去除悬浮性固体污染物；二级处理为生物处理，是目前各国处理有机废水的主体工艺，处理装置一般设在一级处理之后。它的任务是去除废水中的有机物，一般通过二级处理，废水中的BOD可去除80%～90%；三级处理的任务是进一步去除二级处理未能去除的污染物，其中包括微生物未能完全降解的有机物、磷、氮和可溶性无机物。处理方法可根据不同要求分别采用化学处理或物理化学等方法。

（二）生活污水的利用与处理

生活污水通常需接入城镇污水处理厂，经处理后才能排入水体。进入污水处理厂的污水，主要是生活污水，有的地区还包括雨水和各工厂经过厂内预处理的工业废水，称为混合污水。生活污水的处理，一般常用物理处理（格栅、筛网、沉淀池）和生物处理（生物滤池或活性污泥法），各种处理方法的原理和设备与前述工业废水处理基本相似。物理处理和生物处理（也即前述的一级处理和二级处理）的选用，应根据污水的水量、水质和接纳水体的具体状况以及经济发展和城镇发展等条件来确定。

如果城镇暂不建污水处理厂，可在建筑物外面院内设置化粪池，以处理来自冲水式厕所的粪便污水和其它生活污水。化粪池具有沉淀和消化的作用。粪便污水进入化粪池，在池内逗留12～24小时，生化需氧量约可降低30%，流出的液体排入城镇下水道系统。污水中的固体杂质下沉至池底，进行厌气发酵至少3个月，使寄生虫卵和病原菌死灭。

（三）医院污水处理

医院污水尤其是传染病院、结核病院的污水，不同程度地含有多种病菌、病毒、寄生虫卵和一些有毒物质。如此种污水污染了居民的饮用水水源，那么就可能会使人致病或引起传染病的暴发流行。事实上，我国因城镇水源受医院污水污染而引起肠道传染病暴发流行的事件，已有多次教训。所以，贯彻《医院污水排放标准（GBJ 48—33）》的要求，对医院污水加强管理与处理是十分必要的。

四、水发黄是什么原因

农村供水分为分散式和集中式供水，分散式供水发黄的主要原因是：

1. 地面水在夏天或洪灾期间，水中有泥沙，同时飘浮物较多，因而水发黄，这样的水通常要过滤、消毒或煮沸沉淀后才能饮用。

2. 深井或浅井水发黄，通常的原因是水中含铁或锰较高，通常这样的水边的水池都是黄红色的，饮用水发黄并有一种铁腥味，这主要是由于该地区水中铁含量过高所致，因为地下水中的铁元素是二价铁，但是水到了地面后，与空气中的氧结合，形成三价铁（因二价铁不显色，三价铁显黄色），所以水打上来过一会就会发黄。这样的水要把它放一会儿，充分暴气后可降低水的颜色，含铁和锰过高的水不好，通常要除铁和锰后再饮用比较安全，煮沸后也能降低水铁和锰的含量。

具体的发黄水的处理方法可包括：①加入适量的白矾（食用的），白矾碾成粉状放入存水的容器中，搅拌均匀，放置30分钟至1小时后，形成絮状物沉到容器底内，水就会变清；②夜晚将水打到存水的容器内，放置一夜后，水也可变清，其原因是三价铁可沉淀到容器底部；③采用活性炭纤维进行过滤，但是这种方法操作比较麻烦；④定时清淘存水容器，保持容器内干净。

集中式供水发黄的主要原因是：

1. 分散式供水发黄的上述两种主要原因也可以发生于集中式供水，这主要是与水源水有关。其处理办法同上。

2. 通常还有清晨用水自来水发黄现象，主要发生在室内管道材质是镀锌白铁管，且安装使用有一定年限的居民家中。主要由两种原由造成：①早晨水龙头初开，造成管内自来水流速骤变，将管壁的铁锈带下来所致；②水管内水体中铁、锰低价离子被余氯氧化，成高价离子，呈黄色所致。发生以上情况，一般只要放掉一些水即可。这里所指的是一早初开龙头时，自来水很短时间内发黄现象。如长时间水发黄，一般是室内水管材质是黑铁管（即冷镀锌白铁管）所致。现在国家要求所有室内自来水管材质使用内涂塑镀锌管、铝塑复合管、塑料管等优质管材，禁止使用镀锌白铁管，就能彻底解决这一问题。

五、什么是"黑水"现象

黑水现象通常发生在集中形式供水，其主要原因是：

1. 管道使用时间过长，腐蚀严重 老的铸铁管、镀锌管与水接触后在局部形成锈蚀。某城市集中供水经常发生黑水现象，出现黑水原因是自来水管锈蚀、内壁结垢严重所致，而并非源水有问题。该厂部分管道是20世纪60、70年代铺设的，由于当时的技术原因，这些管道没有进行内衬处理，经过长时间使用后，这些管道锈蚀、内壁结垢严重。

2. 自来水抢修后也容易出现黑水，其根本原因还是管道老化。在发生事故停水抢修时，管道内的水被排空，当抢修完毕恢复供水时，短时间内自来水在管道内快速流动，水压过大，流速达到1000立方米/小时，产生较大的摩擦力，水对管道内壁进行大力冲刷，致使管内壁的污垢脱落，脱落的污垢随着流动的水流到用户水龙头，就出现黑水现象。

要想避免黑水现象发生，需对整个管网进行改造，把铸铁水管改为PVC塑料管、玻璃钢管、水泥管等，但困难较大。

一般情况下，碰到黑水现象，坚持放半个小时甚至更长时间的水直至黑水消失是唯一的办法。现在居民新房用水都不再用铸铁管镀锌管，改用钢和塑料供水管道，能从根本上解决这一问题。

六、自来水为什么有异味

好的自来水应该是无气味的，但由于各种原因，有时自来水从水龙头出来时有特别的异味。常见的有金属味、泥土气味、树脂气味、腐败气味、药品味、油气味及硫化氢臭味等异味。

异味的产生来源非常复杂，除了管道中溶出的铁、铜、锌等金属产生的金属气之外，更多的可能是由于水生生物繁殖产生的气味有机物引起的，比较典型的有水源水的富营养化导致藻类疯长和死亡后而出现的藻类异味已在我国的不少的自来水中出现。残留余氯的存在则是最常见的刺激异味，特别是当水龙头快速放出自来水时，余氯的气味更加明显。近年来水中出现的有机污染是导致异常气味的一个重要原因，这些有机污染主要是化工的污染。

针对自来水异味的对策有：

1. 加强对水源的保护　保护水源是城市供水永恒的主题。近年来，工农业污染加剧，给城市供水带来了很大的压力。

2. 加强净水处理　一方面，应加强常规净水处理，加强净水设施的运行管理，使净水过程的各环节能正常发挥作用，将浊度和色度尽可能降低。同时合理利用消毒剂，消毒剂不单是起消毒作用，对于净水工艺有时能起到意想不到的效果。如对于水源水有明显异常的，应加入二氧化氯、活性炭、臭氧和生物处理等，这些都是脱色、去味的好方法。

七、家庭储水与水变质

农村家庭由于用江河湖井水作为饮用水，大都要储水，即使使用集中供水，由于分时供水，家里也必须必备水缸储水，因而储水的水质直接关系到饮水质量。

通常我们只知道动物和植物有衰老的过程，其实水也会衰老，而且衰老的水对人体健康有害。据科研资料表明，水分子是主链状结构，水如果不经常受到撞击，也就是说水不经常处于运动状态，而是静止状态时，这种链状结构就会不断扩大、延伸，就变成俗称的"死水"，这就是衰老了的老化水。现在许多桶装或瓶装的纯净水，从出厂到饮用，中间常常要存放相当长一段时间。桶装或瓶装的饮用水，被静止状态存放超过3天，就会变成衰老了的老化水，就不宜饮用了。

未成年人如常饮用存放时间超过3天的桶装或瓶装水会使细胞的新陈代谢明显减慢，影响生长发育，而中老年人常饮用这类水，就会加速衰老。专家研究提出，近年来，许多地区食管癌及胃癌发病率增多，可能与饮用老化水有关。研究表明，刚被提取的、处于经常运动、撞击状态的深井水，每升仅含亚硝酸盐0.017毫克。但在室温下储存3天，就会上升到0.914毫克，原来不含亚硝酸盐的水，在室温下存放一天后，每升水也会产生亚硝酸盐0.0004毫克，3天后可上升到0.11毫克，20天后则高达0.73毫克，而亚硝酸盐可转变为致癌物亚硝胺。有关专家指出：对桶装水想用则用，不用则长期存放，这种不健康的饮水习惯，对健康无益。

此外，储存的水时间越长，水里的细菌数量越多。虽然煮沸的水能杀死细菌，细菌本身不会对人体造成危害。但水中含有硝酸盐，在水加热过程中，水中的细菌，特别是大肠杆菌能释放出大量的硝酸盐还原酶，将水中的硝酸盐还原为亚硝酸盐。亚硝酸盐是一种毒性很强的物质,在人体内达到一定量后,可降低人体的带氧功能,造成胸闷,甚至使人窒息。据同济医学院环境医学教研室化验分析,储存3天的水烧开后,其亚硝酸盐含量为储存一天的3.64倍,储存7天的水则为储存一天的9.12倍。

因此,应尽量避免以储存水为饮水。要尽量创造条件,多用当日水,农村则应当日吃水当日挑。如确需饮用储水,应对储水采取一些消毒措施,以减少细菌的含量。对缸或水池要经常清洗消毒。使用火炉的住户不要在封炉后放上水壶温水,然后再将温水烧开饮用。

八、水中对健康影响较大的化学物质

水体受工业废水污染后,水体中各种有毒化学物质如汞、砷、铬、酚、氰化物、藻毒素等通过饮水或食物链传递使人发生急慢性中毒。现将水中较常见的化学污染物及其危害列举如下。

1. 汞

(1) 污染来源　汞又称水银,是常温下唯一的液态金属。金属汞几乎不溶于水,一价汞盐多数不溶于水,二价汞盐中则有易溶于水的、大部分溶于水的和几乎不溶于水的。水体受污染时,水中汞含量明显升高。常见的汞污染源主要为工业废水,如化工、仪表、含汞农药、冶金、氯碱等工厂排放的废水;此外,医院口腔科排放的废水以及农田中使用含汞农药也是常见的污染源。进入水中的汞可转化为甲基汞。甲基汞的毒性较无机汞增大许多倍,更易为生物体吸收,能被鱼贝类富集。据测定肉食性鱼类如鲶鱼的肌肉中甲基汞浓度比其生存的水中浓度高出4~5万倍。日本雄本县水俣湾地区发生的水俣病就是当地居民长期食用该湾中含甲基汞甚高的鱼贝类而引起的一种公害病。

(2) 危害　水中汞主要经消化道吸收。无机汞吸收入血后大部分分布在血浆中,主要蓄积于肾、肝和脾脏;烷基汞,主要是甲基汞,吸收入血后分布在红细胞内,除在肾、肝等脏器蓄积外,还可通过血脑屏障,在脑组织内蓄积。无机汞主要经肾脏排出,也可随胆汁入肠道,在肠道中有50%转化为无机汞后排出,未经转化的甲基汞又在肠道内重新吸收。所以甲基汞排泄极缓慢,生物半衰期长,易在体内蓄积。

无机汞慢性中毒主要表现为肾损害、肠出血及溃疡。甲基汞主要侵害中枢神经系统,中毒的临床表现有:开始时肢体末端或口唇周围麻木刺痛感,随后可出现手部感觉障碍、动作障碍、震颤、无力等,以及步态失调、语言障碍、视野缩小、听力障碍等,严重者可致全身瘫痪、精神错乱,甚至死亡。我国2006版的"生活饮用水卫生标准"中规定,生活饮用水中汞不得超过0.001mg/L。

2. 酚类化合物

(1) 污染来源　酚类化合物是指芳香烃中苯环上的氢原子被羟基取代生成的化合物。酚类中能与水蒸气一起挥发的称为挥发酚。自然界中存在的天然水中可含有微量的酚,但水中的酚主要来自工业废水污染。含酚废水的主要来源有炼焦、炼油、制取煤气和利用酚作为原料的工业企业废水,其次是造纸、鞣革、印染等部门及纤维塑料、橡胶、酚醛树脂、炸药、农药、油漆等的生产。

(2) 危害　酚可通过皮肤和胃肠道吸收。吸收后的酚主要分布于肝、血、肾、肺。酚类化合物大部分在肝脏氧化成苯二酚、苯三酚,并同葡萄糖醛酸结合而失去毒性,然后随尿排出。酚在吸收后24小时内即可排出完毕,不在体内蓄积,因此,酚类化合物的中毒多发生于各种事故中。如1980年12月,湖北省鄂县梁子湖,因捕鱼投入五氯酚钠,造成水源污染,引起1223人急性中毒。

酚是中等强度的化学原浆毒物,可使蛋白质凝固,但并不与之结合,当细胞受到损伤发生坏死破碎后,酚能从中分离出来,继续向深部组织渗透,引起深部组织损伤坏死。急性酚中毒的主要表现为大量出汗、肺水肿、吞咽困难、肝及造血器官损害、黑尿、受损组织坏死、虚脱甚至死亡。

有研究表明,酚是一种促癌剂,达到一定量后显示出弱的促癌作用。五氯酚在动物实验中具有致畸性。

我国 2006 版的"生活饮用水卫生标准"中规定,生活饮用水中挥发酚类(以苯酚计)不得超过 0.002mg/L。

3. 铬

(1) **污染来源** 铬为铜灰色耐腐蚀的硬金属,有多种化合物。铬是构成地球元素之一,广泛存在于自然环境中,地面水平均含铬约 $0.05 \sim 0.5 \mu g/L$。电镀、制革、铬铁冶炼以及耐火材料、颜料化工等生产中均有含铬废水渣排出。

(2) **危害** 含铬的废水和废渣是污染水体的主要来源。铬化学物的毒性以六价铬为最大,它可干扰多种重要酶的活性,影响物质的氧化、还原和水解过程,并与核酸、核蛋白结合,还可能诱发癌。推断其致癌机制认为六价铬渗入细胞内,与核酸、蛋白质等大分子结合造成遗传密码改变,进而引起突变、癌变。铬能使血红蛋白变性从而降低红细胞的携氧能力。饮用含铬量高的水时,可引起恶心、呕吐、腹痛、腹泻等消化道症状,严重时可有头痛、头晕、呼吸急促、口唇青紫、脉速、血便以至脱水,甚至少尿、无尿等中毒症状。六价铬对人的致死剂量约为 5g。

我国 2006 版的"生活饮用水卫生标准"中规定,生活饮用水中铬(六价)的限量为 0.05mg/L。

4. 氰化物

(1) **污染来源** 氰化物是常见的水体污染物之一,主要来自炼焦、电镀、选矿、染料、化工、医药和塑料等工业废水。氰化物分为无机和有机两类。无机氰化物主要是氢氰酸及其盐类氰化钠、氰化钾等。有机氰化物主要是丙烯腈、乙腈等。

(2) **危害** 人体对氰化物有较强的解毒作用,少量进入体内,可迅速转化为无毒或低毒物质而排出,大剂量时则会引起中毒。氰化物在体内主要是形成氰化高铁细胞色素氧化酶,中断呼吸链而危害人体,由于中枢神经系统对缺氧特别敏感,也由于氰化物易溶于类脂质,对神经系统有特殊的亲和力,因此在氰化物急、慢性中毒时主要表现出神经系统症状,如急性中毒时可出现呼吸困难、痉挛、呼吸衰竭等,严重者可突然昏迷死亡。长期饮用含氰化物高的水,可出现头痛、头晕、心悸等神经细胞退行性变的症状。同时由于体内硫氰酸盐增加,还可引起甲状腺功能低下、甲状腺组织增生肿大等改变。

我国 2006 版的"生活饮用水卫生标准"中规定,生活饮用水中氰化物的限量为 0.05mg/L。

5. 硝酸盐

(1) 污染来源　水源中的硝酸盐除可来自地层外,主要污染来源有:生活污水和工业废水;农田施肥后的径流和渗透;大气污染物的湿式和干式沉降;土壤有机物的生物降解。

(2) 危害　硝酸盐摄入后,可被还原为亚硝酸盐,后者与血红蛋白结合,引起高铁血红蛋白血症。婴幼儿特别是 6 个月到 1 岁的婴儿,摄入过量硝酸盐时易患高铁血红蛋白血症。这是因为婴幼儿胃液的 pH 较成人高,有利于某些硝酸盐还原菌的生长;婴幼儿的红细胞较敏感,易转化为高铁血红蛋白,且体内缺乏使高铁血红蛋白还原成血红蛋白的酶系统。

此外,亚硝酸盐还可进一步形成具有致癌危险性的亚硝胺。

鉴于一些地区的水源中,硝酸盐含量有增高趋势,而目前又缺乏经济、有效地去除硝酸盐的方法,因此应十分重视水源的卫生防护。

我国 2006 版的"生活饮用水卫生标准"中规定,生活饮用水中硝酸盐限值是 10mg/L。

6. 藻毒素

近年来,随着人类生产、生活活动的迅速发展,工农业排污的增加,各地水体富营养化日益加剧,导致江河、湖泊中藻类尤其是蓝藻异常繁殖生长而出现水华现象。我国多数淡水湖泊中形成水华的优势藻种主要为有毒的蓝藻。当蓝藻水华严重时,水面形成厚厚的蓝绿色湖靛,散发出难闻的气味,不仅破坏了水生生态系统的平衡,而且产生具有明显肝毒性的肽类物质,称为微囊藻毒素。近年来,由于我国的一些饮用水水源也已受到了有毒藻类的严重污染,人们已经开始关注由于饮用藻毒素污染的水体,而造成的人体健康损害。

淡水藻类中,毒性最强、污染最广、最严重的是蓝藻门。这些藻类产生毒素中最主要的并且毒性较强的是微囊藻毒素,其结构是由7种氨基酸组成的小分子环状多肽。

微囊藻毒素对机体的消化、遗传和泌尿系统等都有不同程度的损伤。其中,由于微囊藻毒素主要从口摄入为主,因而对消化系统的损伤最多,对肝脏的影响最大。

目前我国2006版的"生活饮用水卫生标准"已将微囊藻毒素-LR列入控制指标,其限值为0.001mg/L。

第四节 饮用水处理

一、为什么要对饮用水进行处理

作为人类的饮用水必须要达到一定的水质标准,而天然的水体目前受到各种各样的污染,比如受到含病原体的人畜粪便、污水的污染,可能引起介水肠道传染病流行;受到有毒化学物质的污染,可使人群发生急、慢性中毒,甚至形成公害病,或者诱发癌症;还有些污染物,虽然对人体不会产生直接危害,但间接作用不容忽视。具体来说没有处理的水将产生以下危害:

1. 生物性污染与危害

水体受到生物性污染后,最常见的危害是居民通过饮用、接触等途径而引起介水传染病的流行。这类疾病包括霍乱、伤寒、痢疾、肝炎等肠道传染病,血吸虫病、贾第虫病等寄生虫病以及钩端螺旋体病等。

水体遭受生物性污染，虽然在发达国家不甚严重，但根据美国疾病控制中心1983年美国介水疾病暴发的调查显示：当年仍发生39起暴发事件，其中15起为上消化道或下消化道症状为特征的、不明原因的疾病暴发，其余24起暴发中贾第虫17起，甲型肝炎病毒3起，沙门菌2起，志贺菌1起，弯曲杆菌1起，累计病例数为20902人。生物性污染在发展中国家更是水污染的突出问题。据我国调查，1958年、1984年全国水致暴发流行的伤寒353起，细菌性痢疾157起，传染性肝炎141起。以上各次暴发流行多数是由于井水被污染所致，其次为河水、沟水、渠水。

有些生物虽然不能直接影响人体健康，但是可以改变水的感官性状，恶化水质。例如使水质产生异臭、异味，引起居民厌恶，或妨碍水的自净与处理。这些生物包括软体动物、线虫、蚊虫（如摇蚊产卵于水中，并孵化成红色幼虫）及藻类（如发生赤潮或水花）等。

2. 化学性污染与危害

水体受到工业废水污染使水体含有各种有害化学物质，如汞、砷、铬、酚、氰化物、多氯联苯和农药等，居民通过饮水或食物链可引起急、慢性中毒。目前饮水的化学性有机污染更为严重，如新的2006版的"生化饮用水卫生标准"就增加了48项有机污染物的控制指标。还有生物造成的化学污染也值得重视，尤其是能导致肝癌的藻毒素的污染，已成为饮用水源的主要问题。

3. 物理性污染与危害

物理性污染有热污染和放射性污染。工业冷却水特别是发电厂的冷却水是水体热污染的主要来源。大量含热废水持续排入水体可使水温升高，化学反应和生化反应速度加快，水中溶解氧减少，影响水中鱼类和生物的生存和繁殖。放射性污染主要来自核动力工厂排放的冷却水，向海洋投弃的放射性废物、核爆炸的散落物，核动力船舶事故泄漏的核燃料等。人体摄入受放射性污染的饮水或食物可造成内照射，导致某些疾病的发生率增加并可能诱发人群恶性肿瘤高发。

水受到污染后有一定的自净能力，由于自然界各种物理、化学、生物因素的综合作用，使污染逐渐消除，恢复或部分恢复到原先水质状况。水体自净的过程主要包括稀释作用、吸附与沉降、挥发逸散、中和作用、有机物分解、病原体死灭等几个方面。水体的自净能力是有限的，超过负荷即不易达到自净，所以决不能仅依赖水体的自净过程而忽视对废水排放前的净化处理。

从上述可知，如不对水进行处理，饮用这样的饮用水将会对人的健康产生不利的影响乃至致命的威胁。

二、水是怎样净化和消毒处理的

农村饮用水类型较多，但归纳起来主要是分散形式供水和集中形式供水的处理，这两种供水的处理工艺流程虽然不一样，但处理方法和原理是一样的：进行净化和消毒两方面的处理。

分散形式供水的处理，包括对井水、缸水的处理。

1. 混浊的水要用明矾沉淀

混浊的水，一般有机物和无机物污染均比较严重。明矾就是铝盐，最常用的混凝剂，它的优点是腐蚀性小，使用方便，混凝效果好，且对水质无不良影响；其缺点是水温低时，絮状体形成慢且松散。通过明矾沉淀可去除 90％ 的杂物。

要注意明矾没有消毒作用，明矾是一种混凝剂，主要成分是硫酸铝。明矾加入水中搅匀后，能和水中的重碳酸盐化合成为一种带正电荷的胶体物质，它们可以粘附许多本来不易沉淀的带负电荷的极小颗粒一同下沉，使混浊的水变得澄清。同时当小颗粒随胶体物质沉降时，附着在小颗粒上的大部分细菌随着沉降。实践证明，加入明矾沉淀，可去除水中悬浮物 70％～95％，减少细菌 50％～80％ 左右。这往往使人产生误解，认为明矾有消毒杀菌作用。其实不然，明矾并无杀灭细菌的有效成分，使用明矾后水中细菌含量减少仅是一种物理性沉降作用，细菌仍可在沉淀物中存活。况且由于吸附不完全，水中仍存留一定数量的细菌，因此明矾并不能代替消毒药品。经混凝沉淀后的水仍需加氯消毒后才能使用。

2. 井水怎样消毒

井水常用漂白粉或漂白粉精片进行消毒。

直接加氯消毒法：消毒时间和次数应根据用水量和担水的时间决定。在一般情况下，公用井可分早、午、晚各1次或每日2次，用水量较小的家庭水井每日1次即可。投加时将所需的漂白粉或碾碎的漂白粉精片放在碗内，加少量冷水搅匀，取漂白粉上清液或漂白粉精片原液倒入水井中，用吊桶将井水上下搅动数次，半小时后可取用。

持续加氯消毒法：用塑料袋、竹筒、聚乙烯饮料瓶等容器装250克或500克漂白粉，用少量水调成糊状，系上浮标（木板或竹筒）使药瓶位于水面下60厘米左右。消毒1立方米（1吨）井水需预先在药瓶上部钻孔1~2个，孔径0.5厘米左右，水量每增加1立方米，就增加小孔1~2个。余氯不足时增加小孔数，余氯过多时减少小孔数。当从井中提水时，由于药瓶受水震动作用，消毒药液从小孔缓慢溢出，达到消毒目的。根据使用情况，每个药瓶内药剂通常1~2周换1次。在使用过程中须注意防止药瓶浮出水面、歪倒以及小孔堵塞。

3. 缸水消毒

用含氯制剂的泡腾片按使用方法进行消毒，也有用漂白粉或漂白粉精片进行缸水消毒的。下面介绍一下漂白粉消毒。

配制方法：漂白粉含有效氯一般在25%~30%（一般按含量25%计算用量），由于其性能很不稳定，须保存在干燥密封的玻璃瓶或塑料袋内，并存放在阴暗凉爽处。即使如此保存，每月仍损失有效氯1%~3%，故在使用前必须进行漂白粉有效氯的含量测定，再按下列步骤进行计算：①先计算标准含氯量（一般

按25%计算)时的漂白粉用量;②再根据实测含氯量,算出漂白粉实际用量。以下为计算实例:

欲配10%漂白粉乳剂1000毫升,需用含氯量为20%漂白粉多少克?

先计算以含氯量为25%的漂白粉需要量,1000毫升10%的漂白粉液需用漂白粉100克。

再按实测有效氯量20%根据下式算出漂白粉实际用量:

$$漂白粉实际用量 = \frac{含氯量为25\%的需要量(克) \times 0.25}{实测有效氯含量}$$

$$= \frac{100 \times 0.25}{0.20} = 125(克)$$

使用剂型及方法:①漂白粉干粉:用于粪便、脓液、痰液的消毒。使用剂量为1份排泄物或分泌物加1/5份干漂白粉,搅匀置2小时,单纯尿液每升加入5克漂白粉,消毒10分钟;②漂白粉乳剂:将漂白粉干粉加水混匀即为乳剂。用于厕所、地板、垃圾堆或较干稠的排泄物、分泌物的消毒。常用浓度为10%～20%;③漂白粉澄清液:将漂白粉加水混匀在密闭容器中放置一昼夜即为澄清液。只能保存一周左右。应用于室内物品的喷洒、湿抹或浸泡消毒。常用浓度为0.05%～5%。

优缺点:漂白粉的优点为消毒谱广,对细菌、真菌、芽孢、病毒物有效,价廉方便。缺点为性能不稳定,需正确配制才能起消毒作用,会腐蚀金属及纤维织物,有漂白退色作用。也可用持续加氯消毒法进行缸水的消毒,方法同上。

三、集中形式供水的水质处理

集中式供水的水质处理就是水厂的制水过程,包括常规净化、深度净化、特殊净化三种。常规净化工艺过程包括混凝沉淀(或澄清)、过滤、消毒。目的是除去原水中的悬浮物质、胶体物质和细菌等。地下水若水质好,可直接进行消毒。若原水中含铁、锰、氟等，则需特殊处理。为了发展优质饮用水，有些地区或城市对常规水厂的水质进行深度净化处理。

（一）混凝沉淀

天然水中的细小颗粒，特别是胶体微粒，难以自然沉淀，是水混浊的主要根源。因此需加混凝剂进行混凝沉淀，才能加以去除，此过程称为混凝沉淀。

1. 混凝剂的种类和特性

用化学物质来澄清浑水称为混凝，所加入的物质称为混凝剂。有些混凝剂本身在澄清浑水中只起辅助作用，称为助凝剂。目前各国所使用的混凝剂种类繁多。下面介绍几种常用的混凝剂。

（1）混凝剂　常用的混凝剂有金属盐类和高分子化合物两类。前者如铝盐和铁盐等，后者如聚合氯化铝和聚丙烯酰胺等。

1）铝盐　铝盐是最常用的混凝剂，其中有明矾、硫酸铝、铝酸钠和三氯化铝等。铝盐易溶于水。它的优点是腐蚀性小，使用方便，混凝效果好，且对水质无不良影响。其缺点是水温低时，絮状体形成慢且松散，效果不如铁盐。

2）铁盐　铁盐也是最常用的混凝剂，包括三氯化铁和硫酸亚铁等。三氯化铁是具有金属光泽的黑褐色结晶，易溶于水，含杂质少。操作液浓度宜高，可达45%。它的优点是适应的pH范围较广（5～9），絮状体大而紧密，对低温、低浊水的效果较铝盐好。其缺点是腐蚀性强，易潮湿，水处理后含铁量高。硫酸亚铁为绿色半透明结晶，又称绿矾。20℃时的溶解度为21%。因亚铁只能生成简单的单核络合物，故混凝效果差，且残留于水中的亚铁会使水显色，因此使用时需将亚铁氧化成三价铁。

3）聚合氯化铝　我国常用的聚合氯化铝优点为：①对低浊度水、高浊度水、严重污染的水和各种工业废水都有良好的混凝效果；②用量比硫酸铝少；③适用的pH范围较宽（5～9）；④混凝速度非常快，混凝颗粒大，沉淀速度快，过滤效果好；

⑤腐蚀性小，成本较低，但产品多为土法生产，质量不易保证。

4）聚丙烯酰胺　是一种非离子型线型高分子聚合物，具有吸附架桥作用。聚丙烯酰胺作为助凝剂使用时，加入时间根据原水浊度高低而定。如原水浊度低，宜先加其它混凝剂，使胶粒脱稳一定程度后，再加聚丙烯酰胺溶液，可更好地发挥其助凝作用；如原水中浊度高，宜先加聚丙烯酰胺，使它先吸附部分胶粒，以节省其它混凝剂用量。

聚丙烯酰胺的优点是对低浊和高浊水效果均好。其缺点是价格昂贵，产品中常含有微量未聚合的单体，其毒性甚高。因而建议：饮水中丙烯酰胺的浓度，经常使用（每年1个月以上）时不应超过 0.01mg/L；非经常使用时，不应超过 0.1mg/L。

（2）助凝剂

有些混凝剂本身在澄清浑水中只起辅助作用，称为助凝剂和助沉剂。助凝剂的作用，一是调节或改善混凝条件，如原水碱度不足，可加石灰，用氯将亚铁氧化成高铁。二是改善絮状体结构，如铝盐产生的絮状体细小而松散时，可用聚丙烯酰胺或活性硅酸等助凝。

2. 混凝设备

（1）混凝剂投加设备　包括计量设备、药物提升设备、投药箱、必要的水封箱及注入设备等。其投药方式有：①泵前投加　药液投加在水泵吸水管或吸水喇叭口处；②水射器投加　利用高压水通过水射器喷嘴和喉管之间真空抽吸作用，将药液投入；③高位溶液池重力投加　将溶液池建在高处，利用重力作用，将药物投入水中；④泵投加　直接采用计量泵（柱塞泵），泵上装有调节器并刻有标度显示流量，由调节器调节柱塞行程以调节药液投量。

（2）反应设备　其作用是使凝聚颗粒形成肉眼可见的絮状体。为此，要求水流有适当的流速和紊流，以利于颗粒物的相互碰撞，并可防止絮凝体过早沉淀。反应设备有水力搅拌和机械搅拌两类。我国大多采用水力搅拌反应设备。

3. 沉淀设备

其作用是去除反应后的絮凝体,要求出水浊度小于 10 度。

(1) 平流式沉淀池 其结构为矩形水池,池前部为进水区,池后部为出水区,上部为沉淀区,下部为污泥区。进水区的作用是使水流均匀分布于沉淀池整个断面上,为防止絮凝体破碎,多采用 0.05m/s 或更小的流速;沉淀区的高度一般约 3～4m,长度比不小于 4,长深比宜大于 10,沉淀时间一般为 1～3 小时,流速 10～25mm/s;出水区一般采用堰口布置或淹没式出水孔口,注速宜为 0.6～0.7m/s;污泥区的污泥通过多口泵吸泥装置或单口扫描式吸泥机抽吸排除。

(2) 斜板与斜管沉淀池 它是由放置于沉淀池中的与水平面成一定角度(一般 60cm 长左右)的众多斜板或管状组件构成。水从下向上流动或从上而下流动,颗粒则沉于底部,而后自动滑下,然后用穿孔排污管收集。

4. 澄清

澄清池塘特点:一是利用积聚的泥渣与水中脱稳颗粒相互接触、吸附,因而充分利用了泥渣的絮凝活性;二是将混合、反应及泥水分离等过程放在同一池内完成。澄清池的类型很多,大体可分为泥渣循环型和泥渣悬浮型两类,现分述如下:

(1) 泥渣循环型澄清池。其净水原理是:泥渣在池内循环流动,流至反应室时,与原水中的脱稳颗粒接触絮凝;流至泥水分离室后,清水流出池外,泥渣沉淀后,部分进入再循环,部分进入污泥浓缩室进行浓缩后排除。该类型澄清池因泥渣循环动力不同,又可分为机械搅拌澄清池和水力循环澄清池两种。

(2) 泥渣悬浮型澄清池。它的工作情况是加药后的原水由下而上通过悬浮状态的泥渣层时,使水中脱稳杂质与高浓度的泥渣颗粒碰撞并被泥渣层拦截下来,清水则向上流出。泥渣悬浮型澄清池有悬浮澄清池和脉冲澄清池两种。

(二）过滤

过滤是指浑水通过石英砂等滤料层以截留水中悬浮杂质和微生物等的净水过程。滤池通常设在沉淀池或澄清池之后。过滤的功效有三：一是使滤后水的浊度达到生活饮用水水质标准的要求；二是去除水中大部分病原体，如致病菌、病毒以及寄生原虫和蠕虫等，特别是阿米巴包囊和隐孢子虫卵囊，它们对消毒剂的抵抗力很强，主要靠过滤去除；三是水经过滤后，残留的微生物失去了悬浮物的保护作用，为滤后消毒创造了条件。因此，在以地表水为水源的饮用水净化中，有时可省去沉淀或澄清，但过滤是不可缺少的。

滤池的型式很多。常用的滤池有慢滤池、普通快滤池、双层和三层滤料滤池、接触双层滤料滤池、虹吸滤池、无阀滤池、移动冲洗罩滤池和压力滤池等。

滤池工作可分三期：①成熟期：此时滤料很清洁，过滤效果较差，需降低滤速或实行初滤排水；②过滤期：此时滤料表面已吸附了一层絮凝体或已形成生物膜，净水效果良好；③清洗期：在过滤过程中，滤层孔隙不断减小，水流阻力越来越大，终因产水量大减，或出水水质欠佳，而需停止过滤进行清洗。

（三）消毒

消毒是指杀灭外环境中病原微生物的方法。目的是切断传染病的传播途径，预防传染病的发生和流行。据研究，可污染饮用水的致病微生物有上百种，为杜绝介水传染病的发生和流行，保证人体健康，生活饮用水必须经过消毒处理方可饮用。目前我国用于饮用水消毒的方法主要有氯化消毒、二氧化氯消毒、紫外线消毒和臭氧消毒。

1. 氯化消毒　氯化消毒是化学药剂消毒饮用水中一种最普及和最有效的方法。供饮用水消毒的氯制剂主要有液氯、漂白粉、漂白粉精和有机氯制剂等。含氯化合物中具有杀菌能力的是有效氯。

(1) 普通氯化消毒法　当水的浊度低，有机物污染轻、基本上无氨时，加入少量氯即可达到消毒目的的一种消毒法。此时产生的主要是游离性余氯，所需接触时间短，效果可靠。原水为地表水时，往往会含有三卤甲烷等氯化副产物，使水具有致突变性。

(2) 过量氯消毒法　当水源受有机物污染严重时，或在野外工作、行军等条件下，需在短时间内达到消毒效果时，可加过量氯于水中，使余氯达 1～5mg/L。消毒后的水用亚硫酸钠、亚硫酸氢钠、硫代硫酸钠或活性炭脱氯。

(3) 加氯地点和加氯设备　在水的净化处理流程中，加氯地点可选择在①滤前加氯，即在混凝沉淀前加氯，其主要目的在于改良混凝沉淀和防止藻类生长，但易生成大量氯化副产物；②滤后加氯，其目的是杀灭水中病原微生物，它是最常用的消毒方法；③中途加氯，在输水管线较长时在管网的加压泵站和贮水池泵站进行补充加氯，此法既可保证末梢水余氯量，又不使水厂附近的管网水含余氯过高。

大型水厂一般均采用液氯消毒。氯的投加设备种类很多，常用的有：①真空加氯机：上部为一玻璃罩，浸于水盘中，罩内压力较大气压低。液氯钢瓶内的氯经减压气化后吸入玻璃罩内，由另一管孔通往水射器，与压力水混合后送至加氯点。②转子加氯机：其钢瓶内氯气先进入旋风分离器除去铁锈、油污后，再经弹簧膜阀、控制阀到转子流量计和中转玻璃罩，在水射器抽吸下，氯与压力水溶解、混合，氯浓度大于 1%，经加氯管道送往加氯点。小水厂可用漂白粉消毒。所用漂白粉其有效氯应达到 25%。

2. 二氧化氯消毒　二氧化氯在常温下为橙黄色气体，有很强的刺激性，易溶于水，但不与水起化学反应，在水中极易挥发，故需在临用时配制。

二氧化氯对水的消毒有其独特的优点：可减少水中三卤甲烷等氯化副产物的形成；当水中含氨时不与氨反应，其氧化和消毒作用不受影响；能杀灭水中的病原微生物；消毒作用不受水质酸碱度的影响；消毒后水中余氯稳定持久，防止再污染的能力强；可除去水中的色和味，不与酚形成氯酚臭；对铁、锰的除去效果较氯强；二氧化氯的水溶液可以安全生产和使用。其缺点是：二氧化氯具有爆炸性，故必须在现场制备，立即使用；制备含氯低的二氧化氯较复杂，其成本较其它消毒方法高；二氧化氯的歧化产物对动物可引起溶血性贫血和变性血红蛋白症等中毒反应。

3. 臭氧消毒 臭氧是极强的氧化剂，在水中的溶解度比 O_2 大13倍。臭氧极不稳定，需在临用时制备，并立即通入水中。

臭氧消毒的优点是：消毒效果较二氧化氯和氯好、用量少、接触时间短，pH 在 6～8.5 内均有效；不影响水的感官性状，同时还有除臭、色、铁、锰、酚等多种作用；不产生三卤甲烷；用于前处理时尚能促进絮凝和澄清，降低混凝剂用量。缺点是：投资大，费用较氯化消毒高；水中臭氧不稳定，控制和检测臭氧需一定的技术；消毒后对管道有腐蚀作用，故出厂水无剩余臭氧，因此需要第二消毒剂；与铁、锰、有机物等反应，可产生微絮凝，使水的浊度提高。

4. 紫外线消毒 波长 200～295nm 的紫外线具有杀菌作用，其中以波长 254nm 的紫外线杀菌作用最强。紫外线对病原微生物杀灭作用的原理是：当微生物被照射时，紫外线可透入微生物体内作用于核酸、原浆蛋白与酶，使其发生化学变化而造成微生物死亡。紫外线用于消毒的设备有两种，即浸入式和水面式，浸入式消毒效率较高。不管何种形式，消毒时要求原水色度和浊度要低，水深最好不要超过 12cm。紫外线消毒的优点是接触时间短、杀菌效率高；缺点是消毒后无持续杀菌作用，价格贵。

四、常用的消毒方法的应用和安全性问题

不同类型、不同规模的饮用水要用不同的消毒方法，具体有如下几个方面：

1. 大中型水厂

目前我国绝大多数水厂采用氯消毒。氯消毒效果好，具有持续消毒作用（管网余氯），且费用较其它消毒方法低。但是，由于氯气是具有刺激性和有害的气体，对金属有极强的腐蚀性，因此采用氯消毒必须有专门的加氯机、加氯间和氯库，以保证加氯的安全性。通常将装有液氯的氯瓶放在磅秤上，在加氯过程中随时观察氯瓶重量的变化，经常核对氯瓶中剩余液氯量，防止用空，使用时还应防止加氯机的水倒灌入氯瓶。因氯气比空气重，加氯间和氯库外墙的低处安装排风扇，以排除聚积在室内的氯气；氯库和加氯间内应安置漏气探测报警仪，以预防和处理氯气泄漏事故，在加氯间还应有应急中心和处理池（池内装石灰水）。

加氯后，应加强余氯的连续监测，有条件时，加氯地点宜设置余氯连续测定仪。目前国内很多大型水厂采用自动化加氯，也有的水厂采用计算机控制加氯。

为减少沉淀池和滤池中藻类生长，有些水厂采用滤前加氯和滤后加氯的二次加氯方法。但滤前加氯可造成氯与水中有机物反应形成三卤甲烷等物质，因此目前提出在滤前采用臭氧或二氧化氯消毒，滤后采用氯消毒的方法。

2. 小型水厂

目前有的采用氯消毒方法，也有的采用漂白粉消毒。因漂白粉所含有效氯易挥发，每批购进的漂白粉应进行有效氯含量的测定。存放漂白粉的仓库应与漂白粉溶液投加间隔开，并保持阴凉，干燥和良好的自然通风条件。漂白粉溶解池和溶液池一般2个，便于轮流使用。池底坡度不小于2%并坡向排渣孔。因氯有腐蚀性，应有防腐蚀措施。加漂白粉间与一级泵房应隔开，并采用自然通风，室内地坪坡度不小于5%。

漂白粉投加方法：将每包50kg的漂白粉先加400～500kg水搅拌成10%～15%的溶液，再加水调成1%～2%浓度，澄清后由计量设备投到滤后水中，可采用重力将漂白粉溶液投加到水泵吸水管中，也可用水射器向压力管中投加。

3. 企业和农村单村水厂

（1）企业水厂的消毒 企业由于供水量较小，管网相对集中，目前采用的饮水消毒方法较多。有氯化消毒、漂白粉消毒、也有采用臭氧消毒、紫外线消毒和二氧化氯消毒，还有部分采用次氯酸钠消毒。

（2）农村单村水厂以深井加水塔的供水方式为多，也有使用地面水进行完全处理后的供水生产方式。农村水厂的饮水消毒根据其经济条件不同而选择的方法不同，大部分采用的是漂白粉消毒，也有使用次氯酸钠消毒，少数水厂采用液氯消毒、臭氧消毒、二氧化氯消毒和紫外线消毒。

（3）农村分布式给水 我国农村目前分布式给水面还有相当的比例，为保证饮用水质的卫生安全，井水必须经常消毒，尤其在肠道传染病流行季节更不可忽视。井水消毒可采用普通消毒法和持续消毒法。

饮用水的净化和消毒处理，也有安全性问题。主要是氯化消毒的安全性问题，在氯化消毒杀灭水中病原微生物的同时，氯与水中的有机物反应，产生一系列氯的副产物。通常，将水中能与氯形成氯化副产物的有机物称为有机前体物。天然水中有机前体物以腐殖质（含腐殖酸和富里酸）为主要成分，其次有藻类及其代谢产物、蛋白质等。腐殖质是氯化消毒过程中形成氯化副产物三卤甲烷的主要前体物质。三卤甲烷属挥发性卤代有机物，主要有四种：氯仿、一溴二氯甲烷、二溴一氯甲烷和溴仿。其中以氯仿含量最高。据研究表明氯仿具有致突变性和动物致癌性。氯化副产物中非挥发性卤代有机物有卤乙腈、卤乙酸、卤代酚、卤代酮和卤代醛等。这类物质目前现有仪器难以检测，但它们仍具有一定的致突变性和致癌性。

对氯化副产物的防治，可根据情况采取以下措施：尽可能选择有机前体物含量低的水源；加强混凝沉淀和过滤等净化措施；

防止藻类在制水构筑物内的生长，以降低有机前体物的含量；改善氯化消毒方法，如取消预氯化和避免折点氯消毒，采用管网中途加氯等，以减少氯化副产物的形成；采用颗粒活性炭过滤，以除去已形成的氯化副产物；此外还可考虑采用二氧化氯或臭氧作氧化剂/消毒剂，也可改用氯胺消毒。

用于饮水消毒的含氯制剂有液氯、漂白粉、漂白粉精片和次氯酸钠等，其消毒效果取决于有效氯的含量，液氯含有效氯在99%以上；新鲜漂白粉含有效氯在30%～35%；漂白粉精片含有效氯高达60%～70%；刚生产的次氯酸钠有效氯在13%～14%。漂白粉有效氯含量必须达25%以上，次氯酸钠有效氯含量应在10%以上才能作饮水消毒剂。

第二章 农村改厕和粪便无害化处理科普知识

厕所是指人类修建的用于排泄大小便的特定场所。虽然人们的生活天天离不开厕所，但如果大家从书本上谈论厕所、厕所文化，可能都觉得小题大做，甚至有点可笑。其实不然，厕所虽然每天为人们生活提供了"方便"之所，但是关于厕所的发展历史、文化背景、相关健康知识你又知道多少呢？在我国农村地区，居民们往往使用的是条件简陋的厕所。特别是在经济条件不发达的地区，从前人们用"一个土坑两块砖，三尺土墙围四边"这样话来形容家家户户的厕所状况。使用不卫生的厕所，要遭受臭味刺鼻、蝇蛆遍地、粪水横流的窘境，同时粪坑既渗漏又开放，污染了水源、土壤及周边环境，威胁人类健康。

近年来我们开展的农村改厕，就是要改善农村厕所卫生环境，对粪便进行无害化处理，建造符合卫生标准的厕所，预防和控制与粪便污染有关的疾病，改善农村居民人居环境。

本章从科普知识的角度，介绍了厕所的发展、厕所文化、粪便与厕所的常识和各类卫生厕所的建造及粪便无害化管理等知识，为广大读者提供一个交流的园地。

第一节 厕所

一、厕所文化

说起厕所，无人不知、无人不晓。然而"厕所文化"这个词，可能就没有那么多人了解了。厕所除了外部形状、内部结构、面积大小、设备设施各有千秋以外，世界各地千奇百怪的设计装修风格与人们如厕过程的各种各样的行为，形成了现代的"厕所文化"。

厕所文化首先体现在世界各地设计装潢风格各异的公厕。例如一些厕所设计成奇特的造型；一些厕所墙壁上装饰着一些风景画、浮雕；一些厕所在如厕的同时，可以欣赏介绍人文地理、生活常识、寓言故事及生活笑话等内容的装饰品。还有一些公厕装饰优雅，播放着轻松的乐曲，充满着一个愉快如厕的氛围。国外还出现了一些设计奇特的厕所，例如，繁华商业街上修建的只能遮住前半身的露天男士小便公厕；坐便器设计成两个人可以面对面交谈的公厕；男士小便器设计成鳄鱼嘴、圆号喇叭口形状的厕所等。

人们如厕过程的各种各样的行为，也为厕所文化涂抹了不同的颜色。比如有的人喜欢如厕时看报纸杂志图书；有的人一边如厕一边打手机；有的人如厕时哼着小曲；有的人如厕时吸着烟；有的人在厕所更换衣服、有的人在厕所化妆等。当然，还有另一些不良现象充斥着厕所文化的角落。一些公厕如厕时臭味刺鼻、蝇蛆遍地，让人无法忍受；有的人如厕时喜欢在厕所墙壁乱涂乱画进行创作；有的人如厕时偷窥异性隐私；有的人利用相关设备偷拍他人如厕等。

厕所文化一般被认为是不登大雅之堂的文化，不像饮食文化、茶文化、酒文化等具有深远的影响，往往被人们所忽视。但无论你是否关注它，你的生活每天都回避不了它。

二、厕所的发展简史

人类厕所始于何时，由于人们避讳此类问题，一般不被人们所关注。当人类还处于游牧生存状态时，大地就是他们的厕所，他们随时可以如厕。人类在进入定居状态并建立了文明之后，就必须开始考虑创造一种相对固定，环境适宜的设施，以便在急于排泄时能够找到合适的去处，不至于让自己的嗅觉承受痛苦，这便有了厕所。

在公元前 2500 年的印度哈拉帕文明时期，人们已建立了厕所，并拥有了一套简单的排水系统。公元前2000年的希腊克里特岛人使用的是有蓄水池和排水口的厕所。当时的埃及人、希腊人和罗马人也都用上了这样的厕所。到200年前，下水道、排水系统以及流动水才真正进入家庭。

马桶的发明是人类文明走向进步的一个标志。甚至可以说卫生条件的改善，意味着文明程度的提高，社会越发达，环境也越整洁。英国人约翰·哈林顿于1597年发明了现在我们常见的冲水马桶。设计中包括一个蓄水池、一个储水箱和一个启动冲水系统的把手。这项发明对人类卫生文化的贡献是巨大的，在霍乱流行时期有效避免了瘟疫的大面积传播。1775年，哈林顿的发明被亚历山大·卡明斯改进。1778年，塞缪尔·普罗瑟又为冲水马桶安装了球形阀门。19世纪，冲水马桶已在整个欧洲广泛使用。到了1883年，托马斯·图里费德让陶瓷质地的冲水马桶实现了市场化，成为使用最广的卫生用具。到了20世纪，工业的发展更加趋向于对马桶工艺的改进。现在的冲水马桶已经变成了一个集巧妙设计、高科技和艺术造型于一身的物品。

在航天飞船上，宇航员需要使用特殊的马桶。在失重状态下，他们必须扣上腰带坐在上面，为的是避免排泄物飘荡在飞船内。对于工程师们来说，设计宇航员使用的马桶是一项挑战，它必须具备吸收系统，因为只有到太空任务结束返回地球时，这些排泄物才能被清理掉。如果把大量的排泄物抛入太空，不仅会造成污染，还会给飞船带来危险。

三、世界厕所组织（WTO）

说起"WTO"，很多人不陌生。可很少有人知道，世界上不止一个"WTO"。除了众所周知的世界贸易组织外，还有一个带着马桶盖的"WTO"：World Toilet Organization——世界厕所组织，它也简称"WTO"。世界厕所组织是一个非政府性的组织，成立于2001年，由新加坡洗手间协会、日本厕所协会、韩国清洁厕所协会、中国台湾厕所协会联合创立，总部设在新加坡。世界厕所组织致力于全球性的厕所文化，倡导厕所清洁、舒适、健康。

根据世界厕所组织提供的数字，每个人每天大约上厕所6至8次，一年就是约2500次，算下来人的一生大约有两年时间耗费在厕所里。如厕实在是每个人生命中的一件大事，成立一个国际组织来研讨60亿人的如厕问题，就绝非是小题大作之举了。世界厕所组织希望通过他们的努力，可以改善那些占世界40%却从未使用过冲水厕所人群的卫生状况。2001年，世界厕所组织在新加坡举行了第一届厕所峰会，一直难登大雅之堂的厕所问题终于第一次受到全世界的关注。会议讨论了有关厕所的广泛议题，包括厕所设计、卫生、舒适，以及解决排泄物污染和发展中国家厕所缺乏等问题。厕所问题终于首次可以像贸易问题一样登上高级别议事厅了。会议决定，每年的11月19日为世界厕所日。2002年1月，北京争取到了2004年第四届世界厕所峰会的举办权，一年一度的世界厕所峰会于2004年11月17日在北京召开。会议发表了《世界厕所峰会宣言》。

四、形形色色的厕所

根据世界各地人们的生活习俗、自然条件以及社会发展需求的不同，世界上有无数座形形色色的厕所。特别能够引起人们注意的是那些创意新颖的公共厕所。这里介绍几种独具特色的厕所。

（一）环保型塑料压制成型的厕所

海地联合国维和防暴警察们，在该国工作时可用上环保型塑料压制成型的厕所。这种厕所顶部有乳白盖，能自然渗入日光；可接入收集雨水的管道；下部注入自洁去臭的液体，厕所内的排泄物最终可集中抽取深埋。为应付随时发生的紧急情况，进入厕所的人可无干扰地使用对讲机等通讯工具。

（二）耗资百万的"安全厕所"

美国为了防备士兵在方便之时遭到暗算，耗费数百万元研制新一代的军用厕所。美国国防部长认为美国军队现在供作战使用的厕所在安全性能方面漏洞不少，不能适应现代战争的需要。为了不让美国士兵脱下防护衣，在毫无保护的情况下方便，设计了一个在空中和陆地两用的安全防护厕所。该厕所为封闭式，带有衡压功能，能够抵御战场上的枪弹、化学武器和生物武器。

（三）体检智能厕所

日本研制的如厕又体检的智能厕所。上厕所能够检查尿液、测量血压、体重和脂肪。在"智能厕所"，使用者一坐上马桶，从旁边就会伸出一个小杯，小杯可以盛5立方厘米的尿液，尿液再通过金属管被输送到隐藏感应器，量度尿糖含量。可能有人会担心这个装置不够卫生，但是制造商指出，每次测试过后，小杯都会自动清洗。当正在进行1分钟的尿液测试时，使用者还可以从厕纸卷旁边的盒子拿出尼龙贴血压计，缠在腰间测量血压。此外，安装在地板下面的称重装置和洗手盆上的扶手装置可以方便地检测如厕者的脂肪。所有测试结果会显示在一块显示板上，然后输入个人计算机。装置可以储存4个人的健康资料。每个厕所有A、B、C、D 4个按钮，用来输入健康资料，而且厕所也有防止看到其他用户资料的功能。另外，装置的第5个按钮印有"访客"字样，代表访客如厕时也可以实时做健康检查。

（四）全自动原子厕所

在德国汉堡有一种全自动的原子厕所。使用时先投入50分尼，手指轻按启动装置，厕所的门就会自动打开，走进一米见方的斗室后，两盏管型照明灯便发出柔和的光，空调立刻把温度调到19度，扬声器开始播放音乐，自来水慢慢地流进洗手盆，盆的上方有一个装置，会把手纸送出。当一次使用后，冲洗消毒自动开始，仅一分钟，就可以结束。

（五）昂贵的"金厕所"

为了鼓励消费，吸引游人，香港旅游业在厕所上大做文章：只要购买金饰满 3000 元，就可以到价值 3800 万港元、全球首创的"金厕所"去方便一次，但时间只限 3 分钟。据主办机构预期，"金厕所"会成为香港旅游热点，将吸引来自内地、香港、东南亚等地游客，每日可为该公司带来 50 万至 70 万的营业额。"金厕所"座落于九龙民乐街，以黄金、钻石、天然宝石、珍珠配合高科技建造而成，全名为"金碧辉煌环保洗手间"。"金厕所"配以先进科技自动冲洗、自动烘干设备，轻松按动电钮即可完成整个清洁过程，另装有先进过滤系统，以常保空气清新。

（六）需要脱鞋的厕所

在日本的熊本县合志町一个住宅区内的公共厕所，如厕是需要脱鞋的。拉开门后，就会看到地上写着"土足禁止"（禁止穿鞋进入）的字样。有关人员讲，脱鞋上厕所，仿佛有借他人厕所的感觉，这样，使用者就会注意保持厕所的清洁。该厕所是在居民与行政机构的共识下建立起来的：公共厕所需要进行有效的管理，同时使用者必须遵守公共道德并定期做好清洁工作。该厕所的清洁管理工作都是由居民志愿者来完成的。

（七）带护照如厕的厕所

一般人上厕所最要紧是带厕纸，最多也只是带报纸杂志这些物品。但对俄罗斯一名农夫来说，上厕所时不能缺少的是一本护照。62 岁的多布罗诺高夫理论上住在俄罗斯，但他的大屋却横跨俄罗斯与乌克兰边界，而那设于后园尽头的厕所，便恰巧落在乌克兰境内。因此，多布罗诺高夫每次人上厕所，便得带上护照，而他已经有两次可能因为内急难当，忘记了带护照而被罚款。目前两国正在商讨一个折衷办法，让多布罗诺高夫可以舒适地响应自然的呼唤。

（八）如厕交税的公共厕所

在意大利著名旅游城市威尼斯，每个使用公共厕所的人要交纳"厕所税"。在威尼斯使用公共厕所本来就是要交钱的，征收

"厕所税"意味着人们将交更多的钱。水城威尼斯做出这样的决定是有其根据的,威尼斯市政府认为威尼斯只有5万多人口,而每年从世界各地到威尼斯旅游观光的人多达1000万,为这么多的游客提供充足的公共设施,仅仅通过提高对市民的税收是远远不够的,所以只能通过征收"厕所税"来筹集资金,做到"以厕养厕"。外国游客每用一次公厕需交税1000里拉,而当地居民在花6000里拉办一张为期3年的卡后,每次只需交税500里拉。

(九)一流伪装的迷彩厕所

为了保护大自然的原始景致,使厕所与周围环境协调,泰国旅游热点之一的曼谷市东北的考艾国家公园特意将流动厕所加以伪装,将之漆上迷彩保护颜色。结果没想到伪装得实在太成功了,以致于人和动物都难以将其辨别:不但游人找不到厕所,而且使得野鹿误入其内。厕所的一名工作人员表示:"我们曾经将这些厕所摆放在公园内作试验,结果没有人能发现它们。"虽然引来不少误会和麻烦,然而公园的员工,都为他们的伪装功夫而相当自豪。他们说,以前使用的厕所都非常难看,与自然环境格格不入。新厕所每个值18万港元,外加油漆伪装费用约36000港元,但他们认为物有所值,一点不贵。

(十)"蓝洁士"公共厕所

国外一种称为"蓝洁士"公共厕所十分具有创意,它利用人体排除的尿液,通过除臭、上色后来冲刷厕所,不需水源,粪便排除后通过处理形成一种无臭味的纸浆状的东西,没有污染。可就地填埋,或干燥后当普通垃圾进行处理。

五、厕所标识

厕所标识一般用于公厕。在公共场所,特别是位于旅游或闹市流动人群较多的区域,往往内急需要如厕的人找不到公厕。为了解决这个问题,厕所标识便产生了。厕所标识一般简单易懂,一目了然。在世界各地,厕所标识方法多种多样,但总体上可分为"文字标识"和"图形标识"两种类型。

（一）文字标识

在公厕显著位置标明英文或本国文字注明"公共厕所"。使用较多的是已经普遍被世界各国人群所熟悉的英文缩写"W. C."。W. C. 一词是"water-closet"的缩写。《二十世纪辞典》对 water-closet 的解释是：一间用作储藏的小室，"排出物"是用水冲走的。W. C. 的意思易明，所以曾被广泛采用。一般公共厕所是分男女两个区域的，男用的多写上 men 或本国文字"男"，女用的则写上 women 或本国文字"女"。

（二）图形标识

还有的标识先在公厕显著位置标明"W. C."，然后在男女分区使用图形标识。也有直接在公厕男女分区标注图形标识。男女分区图形标识有多种。使用较多的是男性分区用男性外部轮廓简图、烟袋等图形标注，女性分区用女性身着衣裙外部轮廓简图、高跟鞋等图形标注等。

六、有关如厕的礼仪

谈起如厕礼仪，人们可能不以为然。俗话说人有三急，厕所是人们每天都要光顾的地方。家中厕所是私密的地方暂不多说。而在上班、逛商场、去公园以及到旅游景点的时候都要使用公共厕所，如厕时讲究公德、保持良好的如厕习惯是一个人自身具有良好素质的体现。人们在如厕时，应注意这样几个问题：

（一）如厕人多时应相互谦让，不失礼节，避免争抢位置让人耻笑。

（二）如厕后及时冲洗便器，保持良好的厕室环境卫生，让他人以后用厕时感到方便。

（三）如厕遇到厕位关门时候，要有礼貌地先敲门，确认是空位时方可进入。否则破门而入，会造成尴尬的场面。

（四）如厕时不要大声喧哗，与朋友高谈阔论，也不要盯着他人看。特别是男士在小便的时候左顾右盼、瞻前顾后、东张西望，这是非常失礼的行为。

（五）使用公厕里的卫生纸、自来水、洗手液等非收费品时，应注意节约。挥霍浪费，甚至将厕纸等物品拿走，是很不文明的行为。

（六）到别人家做客文明使用厕所，也是对客人文明程度的考验。需要如厕的时候可以问主人"我可以用一下卫生间吗？"。使用时不要弄出太大声响，手纸不要扔在马桶里，以免堵塞下水道。使用后记得冲水、擦坐垫，洗完手擦干洗手台。如果带着小孩去朋友家做客，要告诉小孩注意如厕的礼仪。

七、卫生厕所

前面提到，厕所是指人类修建的用于排泄大小便的特定场所。厕所可分为设置于居民家庭供一家一户使用的户厕和设置于公共场所、单位及其它具有公众使用性质的公厕。

卫生厕所是指具有适合如厕的厕房（有墙、有顶、有门），厕室内清洁，无蝇蛆、基本无臭味，便器无粪迹尿迹，贮粪池不渗、不漏、密闭有盖，粪便按规定清出并进行无害化处理的厕所。

八、粪便无害化和无害化卫生厕所

粪便无害化，是指将人类粪便进行有效降低生物性致病因子数量，使病原体失去传染性的处理措施。

无害化卫生厕所，是指符合卫生厕所条件要求，并具有粪便无害化处理功能，按规定清理出的粪便达到《粪便无害化卫生标准》的厕所。在我国农村改厕建设中，目前被列入无害化卫生厕所类型的主要有三格化粪池式厕所、粪尿分集式厕所、双瓮漏斗式厕所、沼气池式厕所和完整下水道水冲式厕所等。

九、农村改厕

在农村地区，由于生活习惯、思想观念、经济和自然条件等多种因素的影响，居民家庭使用的厕所普遍比较简陋。简陋的厕所除了让人如厕时感到不舒服外，最主要的是污染环境，给人类带来疾病。例如露天的粪坑蝇蛆滋生，苍蝇作为一种病媒生物给人类传播疾病；渗漏的厕坑污染浅层地下水，粪便中的寄生虫卵、病毒细菌在施肥过程中污染土壤及农作物，导致人类饮用水和食物被污染而感染疾病。因此，我们要对这些厕所进行改造或改建，在农村逐步普及卫生厕所和无害化卫生厕所。这项工作被称为农村改厕。

十、农村改厕的效益

开展农村改厕，既有社会效益，也有经济效益。社会效益方面，改厕后农村居民减少了粪便污染带来的疾病，提高了健康水平。农村家庭改厕后改善了人居环境，居民们养成了良好的如厕习惯，健康行为得到了促进，同时提高了生活质量，农村精神文明也得到了促进和发展。经济效益方面，一是农村居民减少了疾病，节省了吃药看病的费用；二是农村环境的改善，促进了农村地区集体和个人开展经营活动和吸引外部投资，促进了经济的快速发展。近年来，党和政府开展社会主义新农村建设，农村改厕也成为建设新农村的一项重要工作内容。

第二节　卫生厕所建造标准和几种常见类型

前面我们介绍了卫生厕所、无害化卫生厕所和农村改厕的基本概念。现在介绍一下卫生厕所建造的标准。农村卫生户厕的建造，国家制定了《农村卫生户厕卫生标准》，由于该标准涉及的内容、参数较多，这里只能简单地概述一下。

在厕屋建造方面，卫生厕所对厕屋的一般要求为墙顶门窗结实坚固，厕房高度、内部布局及通风、采光、照明要适合人们如厕的需要。北方寒冷地区厕屋要考虑寒冷冬季的保暖问题。公厕要考虑蹲位及小便池合理设置以及通风换气问题。

在便器及冲水装置方面，卫生厕所选择的便器要方便清理，应尽可能采用表面光滑、结实耐用的厕具。在没有市政下水设施的农村，如果建造水冲式厕所要选择节水型便器冲水装置。北方地区还要考虑冲水装置冬季防冻问题。

在贮粪池建造方面，卫生厕所的贮粪池类型较多，各有各的特点。不同类型有不同的技术要求。一般来说，卫生厕所贮粪池应不渗不漏，坚固耐用。贮粪池的容积设计应满足实际需要。下面，就目前农村改厕应用较多的几种卫生厕所类型的建造及使用管理知识，做一下简单介绍。

一、三格化粪池式厕所

三格化粪池式厕所是一种应用较广的卫生厕所。从名称上可以看出，这种厕所化粪池是三格式结构的。三格化粪池式厕所粪便无害化处理效果好，厕室基本无臭味，不同地域适应性强，既适合我国南方地区，也适用于北方地区。该厕所由厕房、便器和三格化粪池等几部分组成，其核心部分是三格化粪池。三格化粪池结构特点是化粪池分成三格，1格、2格和3格容积比例为2∶1∶3。三格主要功能依次可称为截留沉淀与发酵池（1格）、再次发酵池（2格）和储粪池（3格）。三格之间有两个过粪管相连，化粪池加盖封闭。

三格化粪池粪便无害化处理工艺流程是：粪便首先进入1格发酵分层，寄生虫卵沉淀，过粪管截留粪皮粪渣，1格粪液采取中层过粪形式从过粪管进入2格；进入2格的粪液继续发酵，残余的寄生虫卵继续沉淀，粪液经过粪管进入3格贮存粪液。三格化粪池主要是利用过粪管阻拦粪渣粪皮、粪便厌氧发酵、寄生虫卵自然沉淀的原理，对粪便进行无害化处理。

三格化粪池式卫生厕所的建造除了厕房和便器需要符合前面提到的技术要求外，三格化粪池要求不渗不漏，三格比例和容积要符合要求，过粪管设置要合理，三格化粪池要加盖封闭（预留清粪清渣口），化粪池设置排臭管。

三格化粪池式卫生厕所在使用管理方面，要在首次使用前注水至1格过粪管管口处，便于粪便化解分层，实现中层过粪。另外，如厕时不要将可能堵塞过粪管的杂物扔到化粪池，防止过粪管被堵塞。过粪管堵塞，三格化粪池将失去粪便无害化处理功能。三格化粪池式卫生厕所在使用管理上还要注意及时清理第三格内的粪液，防止粪液溢出，影响粪便无害化处理效果。同时，还要定期清理三格池底的粪渣，防止粪渣积累至过粪管进粪口处，影响过粪管过粪。

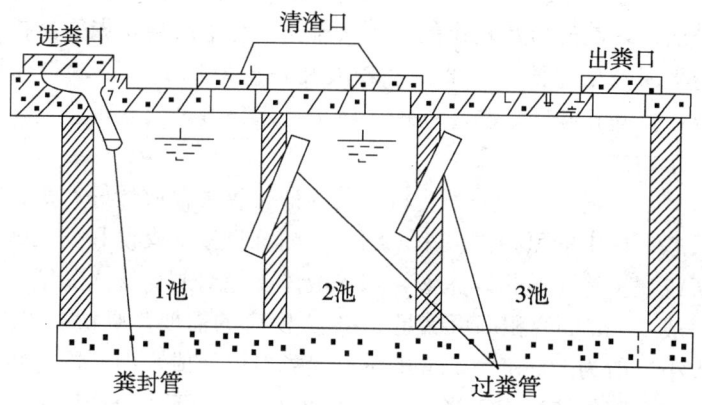

二、粪尿分集式厕所

粪尿分集式厕所是利用粪、尿不同的生物特性，分别收集、处理、利用。粪尿分集式厕所是一种防蝇、无臭、可使粪便无害化，不污染外环境，节水，可回收尿肥、粪肥，适用范围广泛的生态卫生厕所。粪尿分集式生态卫生厕所是一种新型旱厕，把数量较多且不含病原体的尿直接利用，把数量较少、含病原体较多的粪便单独收集进行无害化处理，处理后的粪便作为优质农家肥用于农作物，实现生态上的循环。这种厕所基本不用水冲，排尿部分仅需小量水，每次约100～200ml即可，大便部分绝对禁水，这点对缺水地区尤为可贵。粪中的生物性病原体生存环境是一种需水环境，粪尿分集式厕所采用粪便干燥脱水的办法可从源头来杀灭病原体。

粪尿分集式厕所将粪和尿分别收集，这是通过一种专门设计的便器来实现的。整个结构非常简单，除便器外，包括一根塑料尿管、尿桶、粪坑、排气管等组成。粪坑根据房屋结构及周围环境情况可设计为双坑交替，单坑太阳能等多种类型，便器与粪坑可直接联通，也可通过一根导管连接。

粪尿分集式便器与传统便器的最大区分点是这种便器有两个排出口，前部口径较小的孔用来排尿，孔下端接排尿管，排尿管与集尿桶相连接；后部口径较大孔是排便用的，下端与粪坑相连，排粪孔有盖，防止苍蝇等昆虫进入粪坑，也起阻止臭气外溢的作用。

贮尿桶：一般采用塑料材质的桶，收集存放最好有盖，密闭状态下尿中的氮损失较小。厕坑：厕坑只接受粪便和少量的草木灰或泥土等覆盖物，尿液，水等液体要绝对避免进入粪坑。厕坑一般0.6m的容积即可满足5～8人家庭的需要。厕坑有出粪口，大小一般为30cm×30cm即可，出粪口可做成木门、铁门甚至砖块加泥浆封堵，由于半年以上才开启一次，不会给使用带来太多的麻烦。厕坑顶部一角预留直径100mm的孔，用来安装排气管。粪便在坑内脱水干燥，容积会缩小，加入草木灰除有吸水吸臭的作用外，还能提高pH值，在这些因素的综合作用下，经过半年以上的时间，粪便就可达到无害化的要求，如有条件将厕坑建成太阳能式则无害化效果更佳。干燥后的粪便无臭松散、是优良的土壤改良剂。排气管：直径100mm的塑料管，长度以高出屋顶50cm至1m为宜。

厕所内放置有灰桶、废纸篓等，每次便后加一勺灰、用过的厕纸放入纸篓后焚烧处理。厕所防臭是这种厕所成功与否的关键，除正确安装排气管外，要注意尿管不要渗漏。排气管直径以大于100mm为宜，安装高度最好略高于屋顶，如厕坑为双坑时应使排气管能照顾到厕坑各个角落。粪尿分集式生态卫生厕所主要是通过脱水干燥来达到无害化效果，故厕坑一定要保持干燥，防止洗澡水或雨水进入厕坑，尤其是太阳能式厕坑要注意防止雨水进入厕坑。粪尿分集式生态卫生厕所是一种旱厕，便器与厕坑必须垂直且距离应尽可能短，因此连接只有两种选择：直接相通或通过管道连接。管道连接时要尽可能垂直并且不能有拐弯，这点在厕所选址时必须要加以考虑。厕坑有条件的都应做成太阳能式的，利用太阳辐射热，可大大加快粪便的脱水干燥，迅速达到无害化效果。

三、双瓮漏斗式厕所

双瓮漏斗式厕所是一种结构简单、造价较低的卫生厕所类型。主要由漏斗形便器、前后两个瓮形储粪池、过粪管、后瓮盖和厕房组成。

漏斗形便器设置于前瓮的上口，不用水泥固定，可随时提起，以方便从前瓮清渣。前瓮建于厕室地下。有的地方将前瓮埋在厕室外地下。便器下面连一进粪管，通到厕室外的前瓮内。漏斗形便器宜用陶瓷制作，有的用水泥预制，其表面涂一种高分子涂料，增加光滑性。表面光滑、吸水率低，有利粪便的冲洗和下滑。漏斗形便器置于前瓮上部也增加了粪池的密闭性，使前瓮内呈黑暗状态，可阻断蝇类繁殖，因而具有防蝇、防蛆和部分防臭的功能。漏斗形便器应配一个外形和池口相似的带柄的盖，平时塞住漏斗口，便于提起和便后盖严。

前后瓮粪池呈瓮形，中部大口小，一前一后，前瓮略小，后瓮相对大一些。前瓮储存粪便有效停留40天以上，以便粪便在前瓮充分厌氧发酵、沉淀分层，粪渣粪皮被过粪管阻拦，寄生虫沉淀，采用中层过粪使粪液进入后瓮粪池储存。后瓮粪池口应有一个水泥盖板，平时盖严，取粪时打开。后瓮加盖还有防雨水和保障安全的作用。在寒冷地区，为防冻，可把前后瓮粪池上部脖颈加长，以做到瓮体深埋，可以达到防冻效果。

双瓮漏斗式厕所建设，应确保标准统一，部件配套，专业队伍施工安装。漏斗形便器应安放在前瓮的上口，厕室抹水泥地面时应防止将漏斗形便器固定，以便以后清渣时取下。过粪管应从前瓮的中下部、后瓮的中上部开口连接，前低后高，以便起到中层过粪液的作用。

新建厕所使用前，要在前瓮加进一定量的水，深度以稍淹没过粪管下口为宜，便于粪便化解分层，实现中层过粪。另外，如厕时不要将可能堵塞过粪管的杂物扔到化粪池，防止过粪管被堵塞。过粪管堵塞，厕所将失去粪便无害化处理功能。厕所在使用管理上还要注意及时清理后瓮内的粪液，防止粪液溢出，影响粪便无害化处理效果。同时，还要定期清理前瓮池底的粪渣，防止粪渣积累至过粪管进粪口处，影响过粪管过粪。一般情况下，前瓮的粪渣每年清除一次。

四、沼气池式厕所

沼气发酵池厕所简称为沼气池厕所，适用于我国南部农村地区，在北方寒冷地区只要处理好冬季防冻问题（例如沼气池建在暖棚内），沼气池厕所应用效果也比较好。推广沼气池厕所既能减少和控制随意排放粪便对环境的污染，对粪便进行无害化处理，切断粪便传播肠道传染病和寄生虫病的途径，又能为农户提供沼气这种新能源，提供优质的农家肥。建设沼气池式卫生厕所是一项集能源、卫生、肥料为一体的综合建设，一举多得，效益显著。

农村家用沼气池厕所一般是以水压式沼气池为基本结构，除厕屋外,主要有蹲位、进粪管、进粪(料)口、沼气池(由发酵池与贮气间组成)、水压间(出料池)、储粪池几部分组成。

为防止漏气,发酵池内层必须严格按技术要求进行处理。便器安装在厕所蹲位,便器上加盖,下端接进粪管。在进粪管远端再接一分叉,可与猪圈、鸡窝(鸡粪水分少应加少量水冲入)相连以作为禽畜粪便进口,经进粪(料)管口进入沼气池,即成为三连通式沼气厕所。出料池主要是储存处理后的粪液,根据需要和出料方法不同

可将出料池设计为管道式、阶梯式、平底式或其它多种形式。

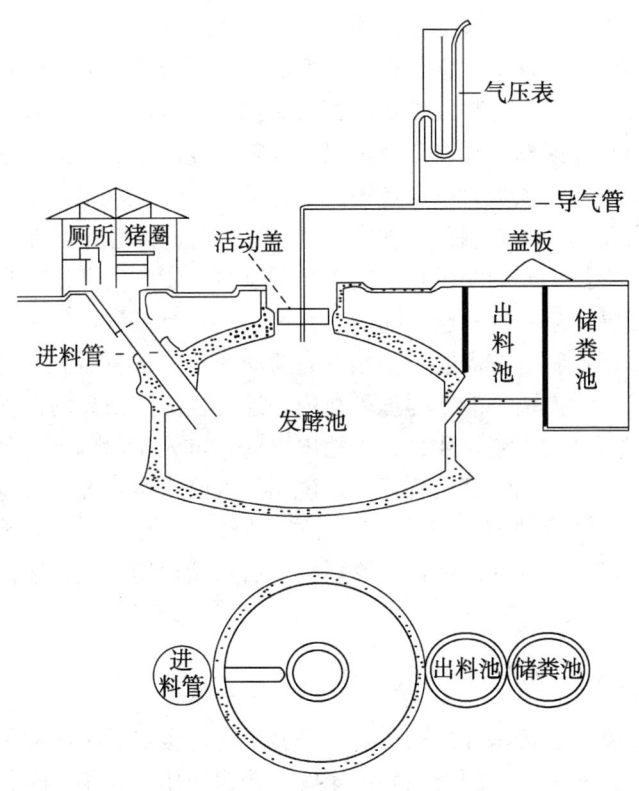

沼气池建成后，要认真按操作规程进行启动和运行管理。新建沼气池首先要经试水试压检查密封性能，确定不漏气后，方可进行投料。农村主要发酵原料是人畜粪便。在人畜粪便原料不足的情况下，也可将青秸秆、蔬菜叶茎、杂草等铡短、粉碎或稍加堆沤后通过储粪进料口放入池中。过一周左右，池内厌氧菌大量繁殖发酵后就会产生沼气。这时接通气压表和沼气燃气具，当气压超过1960帕（约两个大气压）时，就可放气试火。

从封池第二天起就可以接通和使用便池，将人畜粪便以及部分生活污水引入池内。为增加沼气产量和积肥量，可将青秸秆、蔬菜叶茎、杂草水生植物铡碎后逐步加入池内。当投入料达到一定程度以后，沼液就会流入水压间（出料池）。进入出料池或储粪池的沼液为基本无害化粪液，看似稀薄水溶液，但内含有大量肥效成分，可作肥料或牲畜的饲料添加剂，也可浸种、入塘养鱼等。出料池或储粪池内沼液可以根据需要随时舀取。但绝不能随便揭开发酵池顶盖直接取粪用肥。

人畜粪便和原料经发酵后仍有部分料渣不能消化滞留在池内。随着使用时间的延长，料渣越积越多，影响发酵池的有效容积和产气效果。经一段时间后，需要出料进行清渣，保留活性污泥，重新投料。按需要可一年左右清渣一次。清渣时先将发酵池顶盖打开，人员不能立即进入池内。这时发酵池内充满沼气，缺乏氧气，易发生窒息死亡。入池内以前，可先将鸡鸭等家禽投入池内作测试，如对其没有影响，说明沼气已排空，方可入池。进池后先将粪液抽净，然后清出池渣，但需要留20%以上料液作菌种。清渣后立即封池，将原料投入后重新启用，也无须再接种菌种。

五、完整下水道水冲式厕所

完整下水道水冲式厕所是一种城市化、楼房居民区常用的一种卫生厕所。这种厕所在城市家庭中普遍使用。近年来随着社会发展，城市郊区和农民新村的建设步伐日益加快，完整下水道水冲式厕所在农村居民家庭的应用逐渐增多，目前已成为农村改厕的一种卫生厕所类型。

完整下水道水冲式厕所由厕房、便器、冲水水箱、下水管道、集中式化粪池等几部分组成。厕房设置在楼房户内，根据户型不同面积大小也不同。便器普遍采用蹲式或坐式陶瓷便器。蹲式便器冲水水箱一般为分体壁挂式手拉阀门冲水装置。坐式便器冲水水箱一般为连体式手按阀门冲水装置。完整下水道水冲式厕所下水管道由一家一户的支管道和单元主管道组成。粪便在便器内被水冲入支管道，经主管道汇入集中处理化粪池。

完整下水道水冲式厕所的建造与楼房住宅的设计建造是同步进行、同步完成的。这种厕所清洁、无臭味、便器干净、粪便集中进行无害化处理，效果很好。但是，完整下水道水冲式厕所在农村改厕工程应用有一个前提条件，就是施工地点须具备市政给排水条件。

六、其它卫生厕所的类型

（一）通风改良坑式厕所

通风改良坑式厕所是我国西北地区推广的一种卫生厕所类型。该厕所对于干旱少雨、气候干燥地区具有较强的实用性。通风改良坑式厕所主要有厕坑、蹲台板、通风管和地上部分组成。该厕所可在自然条件下，使粪便长期酵解后成为腐殖质，病原微生物、寄生虫卵逐渐被杀灭，达到粪便无害化。该厕所通风、防蝇、防臭效果好，技术简单，造价低廉，便后不需水冲洗，能较好地满足卫生的要求，适用于我国西北部少雨干旱地区。

根据厕坑的数量，通风改良坑式厕所又可分为单坑式、双坑式和多坑式。贮粪坑壁可用砖或石块、土坯等全砌；如地下是较深的粘土层不会塌陷，也可不用砖石等砌壁。厕坑底部也可用三合土夯实，厚度为100mm，在地下水位较高的地区，为防渗漏，可在三合土层上面再铺砌砖，并抹 20mm 厚的水泥沙浆。

选择单坑式时，必须留出取粪口，同时需要在厕坑旁附设一个消化坑，用于粪便的发酵处理。粪坑可以设计成不清除粪便的。粪坑装满后，用土覆盖填平粪坑，另选地址重建新厕。因使用地区干旱少雨，地下水位低，一般不会污染地下水源。但习惯使用粪便作为肥料的农村，不易接受。

通风改良双坑式厕所，是由两个结构相同又互相独立的厕坑组成。先使用其中的一个，当该厕坑粪便基本装满后用土覆盖将其封死，再启用另一个厕坑；第二个厕坑粪便基本装满时，将第一个坑内的粪便全部清除重新启用；同时封闭第二个厕坑，这样交替使用。在清除积粪时，坑中的粪便自封存之日起已至少经过半年至一年的发酵消化，完全达到无害化的要求，成为腐殖质，可安全地用作肥料。

通风改良多坑式厕所，系根据需要建造数个"双坑系统"，使之并联在一起，也可以将数个"单坑系统"并联。但是各个系统都要有独立的通风管，否则，会造成通气不均匀，影响除臭效果。

（二）阁楼式厕所

阁楼式厕所在青海、西藏一些地区较常用。它类似于通风改良单坑式厕所，属旱厕、造价低廉。厕所粪坑部分全部建在地面以上，用土坯或干打垒砌成粪坑壁和厕所围墙，高约 3m，粪坑壁与厕室围墙衔接处架以多根木檩，供放置木制蹲板用。取粪口设在粪坑侧壁。取粪口旁设有发酵粪坑（池），粪便经堆肥处理后施用。厕所旁有多层台阶供人上下，形似阁楼。建造完善的阁楼式厕所，有屋有门能防风防雨，厕室围墙备有通风窗口，蹲板上的厕孔上面配一个比厕孔稍大的带柄可提起的木盖；或在厕孔处安置漏斗形便器并使之周边密封，用少量水刷洗便器使之清洁。粪坑底部做防渗处理，取粪口在取粪时（多在春季）打开，平时紧闭，避免苍蝇和禽畜进入。符合上述几点即具备了卫生厕所的基本条件。

(三) 西北地区室内免水冲厕所

这种厕所厕室在室内,坐便器系全封闭,盖板是活动橡胶挡板,封闭严实。排气管由便器底部通向室外,也可利用房屋排风道或废用烟囱。使用便器时用脚踏自动开启挡板,粪便经由便器下部相连的较长的塑料进粪管进入室外数米深的蓄粪池贮存,也可落入便器下部较深的蓄粪池。蓄粪池为砖砌,壁和底部做防渗处理,池内粪便一年左右取一次,堆肥后肥田。便器用少量水冲刷。该厕所防寒效果好,用户反映卫生效果也较好。

七、血吸虫病区卫生厕所

我国血吸虫病区,自然气候条件一般是水域辽阔、空气湿度大、气温偏高。血吸虫病传播途径,主要是血吸虫病人粪便污染江河湖等水体,人们通过生活饮用水、水田耕作、江河湖水域作业等途径感染血吸虫病。在血吸虫病区,开展改厕,切断粪便污染这个源头,对预防和控制血吸虫病具有十分重要的作用。在血吸虫病区,那些适用于气候干燥的厕所类型是不适用的,粪尿分集式厕所的粪便脱水干燥也受到空气湿度的影响。近些年改厕实践逐步证明,三格化粪池式厕所、沼气池式卫生厕所在血吸虫病区的应用效果较为明显,是卫生厕所在血吸虫病区应用较为成功的类型。因此,国家确定了这两种卫生厕所作为血吸虫病区主要改厕类型。

前面曾介绍过三格化粪池式、沼气池式卫生厕所结构原理及特点。这两种卫生厕所化粪池防渗漏性能好,粪便无害化效果好,适合血吸虫病区自然气候条件。

八、寒冷地区卫生厕所

我国北方地区气候寒冷,修建卫生厕所必须考虑冬季的使用问题。冬季的低温,厕所室内的环境温度将直接影响厕所的运行效果。当厕所室内温度在零度以下时，便器内滞留的粪尿和冲水水体就会结冰，甚至会使冲水水箱、水管、便器进粪口冻结。另外，冬季的低温还可能使化粪池结冰，过粪管冻结。如果化粪池温度过低，将直接影响粪便发酵分层、沼气池产气等等。因此，寒冷地区改厕工程必须考虑这些因素。近些年农村改厕实践逐步形成了北方寒冷地区厕所类型，并取得了较好的应用效果。

（1）将三格化粪池式厕所的化粪池深埋或在化粪池上面覆盖保温层，厕室设置于户内，便器连接的进粪管由地下穿墙进入户外化粪池，构成了厕室设置于户内型式的三格化粪池厕所。

（2）将三格化粪池式厕所的化粪池深埋或在化粪池上面覆盖保温层，户外厕房设在化粪池上方，新型大孔便器垂直设置于第一格上部，形成了防冻式三格化粪池厕所。

（3）将双瓮漏斗式厕所瓮体上部颈部加长，双瓮深埋于冻层之下，形成了防冻式双瓮漏斗式厕所。

（4）将沼气池式厕所建于暖棚之内，既解决了防冻问题，又与暖棚蔬菜种植、暖棚家畜家禽饲养结合起来，形成了生态一体化厕所。

（5）西北地区根据本地气候特点采用通风改良式、阁楼式等厕所，也取得了较好的效果。

九、公厕和学校厕所

前面曾经谈到，公厕是设置于公共场所、单位及其它具有公众使用性质的厕所。公厕在设计和建造上，应当达到卫生厕所要求。公厕的设计建造和维护管理应做到功能区、蹲位和便池布局合理，厕室内清洁，基本无臭味，无蝇蛆，粪便及时清理并进行无害化处理。在具备条件的场所，公厕还应备有如厕用纸、洗手设施等。公厕还应考虑一些特殊人群的如厕问题，比如残疾人无障碍如厕等。公厕一般是根据如厕主流人群设计建造的。机场、宾馆、酒店等场所的公厕一般设计较为豪华舒适，设施齐全；商业街、旅游景点、农贸市场公厕一般设计较为简单、实用；男士如厕居多的公厕，小便池设计较多一些；女士如厕居多的公厕，女厕区域蹲位设计较多一些。公厕在设计建造上还要考虑通风、采光、照明问题。北方寒冷地区的公厕，还要考虑防冻问题。

学校厕所作为公厕的一种特殊形式，如厕的主流人群是学生。学校厕所在设计上，要考虑这样几个特殊问题：

（1）学生上厕所主要在课间，人群集中，时间短，这与其它公厕有所不同。课间十几分钟时间众多学生同时上厕所，应避免拥挤，蹲位和小便池数量的设计要合理。

（2）安全性。学生大多是未成年群体，特别是小学生的自我保护意识和能力较差，学校厕所的化粪池防护、小便池和蹲位台阶、电源等必须考虑安全问题。

（3）考虑学校的特殊性，师生厕所功能区要分开设置。

学校厕所的粪便应进行无害化处理。具备给排水市政设施的城镇地区学校，建设教学楼一体化的完整下水道水冲式厕所较为适宜，粪便通过下水道进入集中式化粪池进行无害化处理。在不具备给排水市政设施的农村地区，学校厕所可设计大三格式化粪池式（三格化粪池原理）厕所，也可以设计成大型沼气池式（沼气发酵池原理）厕所。沼气池式厕所要有懂技术的人员管理，充分利用沼气资源，确保学生如厕安全。

第三节　粪便的管理

一、关于粪便的一般知识

人们对于自身的排泄物应当有一定的了解。人粪的成分3/4为水，1/4为固体。固体中30％为死细菌，10％~20％为脂肪，2％~3％为蛋白质，10％~20％为无机盐，30％为未消化的残存食物及消化液中的固体成分，如脱落的上皮细胞。粪便的黄色是由胆红色的衍生物粪胆色素和尿胆色素形成的。气味则由细菌作用的产物所致,主要有吲哚、粪臭素、硫醇和硫氢化物。通常人每天约排粪 0.5 千克。

人尿一般约为每天 1500 毫升,尿液含有肾脏由血浆中清除的各种物质,正常尿液成分为(克/升):钠 3、钾 0.19、镁 0.36、氯 4.69、碳酸根 0.84、磷酸根 5、尿素 18、肌酸酐 1.96。尿液成分表明有相当的腐蚀性,尤其在酵解后会产生酸、氨等,这就决定了修建厕所宜用陶瓷而不宜用金属。

粪便用做肥料是可以利用的,农家肥对于土壤质地改良意义重大。粪便作为有机原料,还是一个尚待开发的领域。粪便中的蛋白质水解所得的氨基酸不下 20 种;至于其中的无机盐,仔细检测起来可能包含了地球上的所有元素;尿素、肌酸酐可以直接提取成化工或生化原料;从尿中提取干扰素、生长素,有很大经济价值。虽然,利用这些废渣通常没有必要去深入弄清每种成分,但随着对它们利用层次的提高,加工精度的改善,它们更有用成分的研究,将会受到重视。

二、粪便趣闻

粪便展览。东京科学博物馆举办了一个展览,场内共展出七十八种动物与人类的粪便,可算是日本博物馆有史以来最奇特的展览。主办单位强调,它具有环保意识及教育意义。说也奇怪,这批粪便展品似乎很有吸引力,参观者络绎不绝。

大堆粪便拯救坠楼女子。家住 6 楼的一名女子在阳台晾晒衣服时,不小心从 6 楼坠落,刚好摔到一楼平地一大堆粪便上。随后,该女子被送到医院。经检查,只受了点轻伤,没有生命危险。原来,该楼下有一个化粪池长时间未掏,经常堵塞管道。日前清洁工从坑里掏出大量的粪便,并堆在盖子边上。当女子坠落后,恰巧摔到了粪便上,才没有酿出人命。

动物粪便制造出来的咖啡。菲律宾一家咖啡公司隆重推出了一种香味淳厚的"极品咖啡"。制造这种咖啡的过程非常独特。

所有用做制作咖啡的咖啡豆在进入正式的研磨焙烘过程之前,一定要首先由麝猫食用。经过麝猫的肠道吸收、消化后排泄出来再进行制作。通过这种特殊的方法制作出来的咖啡售价不菲。

  熊猫粪便做的礼物。可爱的小木偶、精致的笔筒、泛黄的纸张……,一种"崭新"的礼品正式与前来参观的游客见面了。送你一份礼物,用熊猫粪便做的!熊猫粪便是如何做成工艺品的呢?据了解,这要经过清理、制浆、漂白、干燥等一系列流程。在对熊猫粪便作过一番清理后,将用碱水煮。通过蒸煮消毒后,再分离出熊猫粪便中的纤维。纤维变成纸浆,摊成浆片,配制各种添加剂,让它们变得五颜六色。之后,又把挤干水分的浆片一张张摊开晾晒,让其变成粗糙的"草纸",再由工人裁切,就可以做工艺品了,"部分产品还可以保留竹子清香的味道!"。一只成年大熊猫一天要产生大约20公斤的粪便,熊猫基地有几十只大熊猫,一年要产生数百吨粪便。以前,每个月要花5000~8000元来处理这些粪便,现在好了,全都变废为宝了!

  动物粪便避孕。在3000多年前的印度和埃及,像鳄鱼、大象这样被认为具有神秘力量的动物的粪便被用到了避孕药方中。事实上,由于这些动物粪便具有高度酸性,它的确具有一定的杀精作用。不过据说,动物粪便所带来的强烈臭味显然会影响古代夫妻们的"性趣"。

三、粪便的害处

  粪便作为人类身体的排泄物,虽然来自于人类身体,但人类很不喜欢它。粪便除了气味让人感官觉得不舒服以外,最大的害处就是它能够污染人类生活环境,给人带来疾病。粪便中含有多种病原体,与粪便有关的传染病主要是肠道传染病。肠道传染病是病原体经口侵入肠道并能由粪便排出病原体的传染病,包括霍乱、细菌性痢疾、伤寒、副伤寒、病毒性肝炎、脊髓灰质炎、细菌性食物中毒、阿米巴病以及蛔虫病、蛲虫(原虫、蠕虫)

病等。

  大多数肠道传染病的病变部位也就是病原体的寄生部位，但脊髓灰质炎损害中枢神经系统。病人和病原体携带者是最主要的传染源，所有肠道传染病患者的粪便都含有大量病原体。病原体随病人或携带者排出的粪便污染环境后，经水、食物、手、苍蝇、蟑螂等媒介由口而入引起感染。发病相应地以气温较高的夏秋两季为多。人群对肠道传染病普遍容易感染。脊髓灰质炎、菌痢儿童是主要感染群体。肠道传染病的发病率在所有传染病中位居前列，且在一定条件下，如水源或食物被污染时易出现暴发性流行病（如甲型肝炎等）。

  与粪便有关的疾病除了上面介绍的一些肠道传染病外，还有其它一些疾病。粪便中含有多种病原体，除了通过口腔进入肠道感染外，还有其它感染途径。如血吸虫病、钩虫病可以通过皮肤接触感染，非典型肺炎可以通过呼吸道感染等。

四、从人类粪便观察疾病

  人类可以利用观察粪便形态和对粪便进行检验来诊断身体内的多种疾病。大多数人也许认为粪便又脏又臭，因而排出之后不屑一顾。但如在排便之后瞧它一眼，对于保证健康、及早发现疾病还是非常必要的。观察粪便主要应注意其外观特征，如颜色、软硬、粗细、形状，是否便秘、腹泻，粪便表面是否粘附有脓或血，排便后有无鲜血滴出，手纸上有否血迹等。此外，粪便的气味可因疾病不同而有一定的特征。再结合临床症状，如大便次数的改变等，更有助于诊断。观察粪便一定要仔细，必要时可将其排入便盆中，以利于观察。健康人粪便的基本颜色应为黄褐色，胆汁为黄色，胆汁分解后所产生的颜色就是黄褐色，有时因所摄取食物色素的关系，也会有点变化。当胃或肠管部位发生溃疡或其它一些病变时会出血，血丝混入粪便中，即成黑色；脓血或粘液便多见于细菌性或阿米巴痢疾、结肠肿瘤等；鲜红血便多为小肠段或结肠上段、直肠、肛门肿瘤和痔疮出血；水样便为食物中毒或急性肠炎；凝乳块样便为婴儿消化不良；柏油样便为上消化道出血；白陶土样便为完全性胆道阻塞等。中医也常用观察粪便状态、询问病人排便情况为病人诊病。

另外，临床上通过检验粪便也能帮助医生为病人诊断出多种疾病。例如，粪便涂片镜检检到红细胞可能为消化道出血或下消化道炎症；白细胞增多可能为肠炎、菌痢和过敏性肠炎；患寄生虫病时可检得相应的寄生虫卵等。隐血试验（OBT）正常结果应为阴性，当发生上消化道出血时显阳性。随着科学技术的发展，医学检验技术的进一步提高，利用检验粪便诊断疾病的方法越来越多。如检查粪便中的 DNA 有助于发现结肠直肠癌；粪便乳糖试验帮助诊断婴幼儿腹泻；英国的一项研究表明，炎性肠病及癌症病人粪便钙防卫蛋白水平显著升高。在胃肠病普查中，钙防卫蛋白可以作为炎性肠病及癌症的筛查指标，用于评估及监测炎性肠病疾病活动性。

五、粪便的无害化处理

前面曾提到，粪便无害化是指将粪便进行有效降低生物性致病因子数量，使病原体失去传染性的处理措施。目前我国农村的粪便无害化处理方法，主要有沼气池发酵处理、三格化粪池处理、密闭贮存发酵处理、粪尿分集式厕所粪便脱水干燥处理和高温堆肥处理等。

沼气发酵（三格化粪池、密闭贮存）是将粪便贮存于沼气池、三格化粪池、双瓮体等封闭的缺氧环境中，在一定的温度、pH、含水率、碳氮比等条件下，经过微生物（厌氧菌）作用发酵，有效降低生物性致病因子（寄生虫卵、病毒和细菌等）数量的过程。

粪尿分集式厕所对粪便脱水干燥处理。粪便中的生物性病原体一般存活在水环境中，在脱水干燥环境，诸如粪尿分集式厕所粪坑，加入草木灰除有吸水吸臭的作用外，还能提高 pH 值，在这些因素的综合作用下，经过一段时间，粪便就可达到无害化的要求。

高温堆肥法是以粪便为原料的好氧性高温堆肥（包括粪便、秸秆堆肥）。高温堆肥温度最高可达 50～55℃以上，持续 5～7 天，粪便中的病原体在此环境下被杀灭，实现了粪便无害化的目标要求。

六、粪便的应急处理

当发生与粪便传播有关的传染病疫情时，需要对人畜禽粪便进行应急处理。粪便应急处理可采用密闭高温堆肥处理和漂白粉搅拌处理等方法。

（一）密闭高温堆肥处理方法

对于粪便存量较大或能够做到集中处理的，可采用密闭高温堆肥处理方法。采用集中式高温堆肥处理方法既经济实用，又便于监测评价和管理。在距水源、居民区、道路较远，背风向阳地方，选择空地，将地面平整打实，铺上一层 10～12 cm 厚的干塘泥或干细土，以便吸收渗下的粪液。然后铺上一层厚约 25～30cm 碎短秸秆或杂草并掺撒粪便，再撒放约占原料 2%～3%的石灰，泼洒一些粪水等，上铺厚约 7cm 的沟坑泥或碎土。以后依次重复加原料逐层堆积，堆高约 1.5m，宽约 2m，长度视材料多少而定。堆沤时下层要松一些，上层要逐次稍为踩压紧实。这样，通透条件好。堆好后覆盖塑料薄膜，用 20～30cm 厚细土压实，以减少水分蒸发，便于堆内升温发热，发酵腐熟。为了便于通气和加水，在开始堆沤时用秸秆编扎成长 1.5m，粗大约 10cm 的杆束，每隔 1m 左右自底部向上竖立一条秆束作为气孔，以后补充水分或液体肥料时即可由气孔徐徐灌入。

在堆沤 10 天后，可用温度计来测肥堆中层 30 公分深处温度，当堆肥温度升至 50℃以上，持续 5～7 天，便可达到无害化处理效果。实验条件允许时，可以按照《粪便无害化卫生标准》和《消毒技术规范》规定的方法进行效果评价，当消毒前后自然菌的杀灭率≥90%时可以认为消毒合格。

（二）漂白粉、生石灰搅拌处理方法

对于较为分散、粪便存量较少，又极不方便集中处理的，可按粪便量的1/10加漂白粉，搅匀加湿后作用24小时。漂白粉搅拌粪便一方面可以造成极端的pH值环境，另一方面可以利用漂白粉中的有效氯进行消毒。选择距水源、居室、道路较远地方选择空地，整理平坦后踩实。先在地面撒上一层漂白粉，然后将禽类粪便与漂白粉分层添加，漂白粉与禽类粪便的比例为1：10。用铁锹搅拌均匀并洒水至漂白粉湿润后，覆盖塑料薄膜用土压实，封闭24小时以上。

采用生石灰搅拌粪便进行消毒处理，也有一定的无害化处理效果。将粪便与生石灰（20%～30%）搅匀加湿，保持24小时。此种方法可实测混合物pH值，确认pH值达到11以上并保持24小时。但是，由于生石灰搅拌处理方法的效果评价，目前尚无充分的依据。因此，生石灰搅拌处理方法仅供参考。

七、粪便无害化卫生标准

为了规范全国城乡垃圾、粪便无害化处理效果的卫生评价，为建设垃圾和粪便处理构筑物提供卫生设计参数，1987年卫生部组织专家制定了《粪便无害化卫生标准》GB7959－87。粪便无害化卫生标准对搞好粪便卫生管理和无害化处理，加强除害灭病的技术指导，改善城乡环境卫生面貌，保障人民身体健康具有重要意义。

粪便无害化卫生标准内容包括高温堆肥和沼气发酵标准参数及监测检验方法。

堆肥是指以垃圾、粪便为原料的好氧性高温堆肥（包括不加粪便的纯垃圾堆肥和农村的粪便、秸秆堆肥）。高温堆肥卫生标准：堆肥温度最高堆温达 50～55℃以上，持续 5～7 天，蛔虫卵死亡率 95%～100%，粪大肠菌值 10^1～10^2，有效地控制苍蝇孳生，堆肥周围没有活动的蛆、蛹或新羽化的成蝇。

　　沼气发酵是以粪便为原料，在密闭、厌氧条件下的厌氧性消化（包括常温、中温和高温消化）。沼气发酵的卫生标准：密封贮存期 30 天以上，高温沼气发酵温度 53±2℃持续 2 天，寄生虫卵沉降率 95%以上，在使用粪液中不得检出活的血吸虫卵和钩虫卵，粪大肠菌值在常温沼气发酵下为 10^{-1}。高温沼气发酵为 10^{-1}～10^{-2}。有效地控制蚊蝇孳生、粪液中无孑孓、池的周围无活的蛆、蛹或新羽化的成蝇。沼气发酵的卫生标准也可用于三格化粪池和密闭贮存方法处理粪便效果的卫生评价。

第三章 垃圾和污水

只要有人类居住的地方，就会产生垃圾和污水。说到什么是垃圾，大家首先想到的是瓜果皮核，菜叶，剩菜剩饭，弃土，废弃的纸张、纸盒、塑料、玻璃、一次性餐盒等。我们不是每天都会买东西回家，但我们肯定每天都要从家里往外扔垃圾。不知你注意到没有，我们家里的垃圾正在悄悄地发生一些变化，垃圾的成分已经和20年前，甚至10年前有了很大不同。因此，在农村地区，随着社会经济的发展和农民生活水平的提高，垃圾和污水的种类也越来越多，产生的量也在逐年增加。由于没有专门的垃圾收集、运输、填埋及处理系统，加上农民环境保护意识相对较差，垃圾在田头、路旁、水边随意堆放，许多河道成了天然垃圾场。此外，随着农村养殖业和乡镇企业的快速发展，越来越多未经处理的工业和养殖污水排入河流、田地、池塘等，对周围环境造成严重污染。也许你会发现，昔日清澈的河水不知道从什么时候开始，已经变得不那么清澈甚至发黑了呢？农村地区垃圾和污水的无序排放，对环境、对人类会产生什么危害呢？在这里，我们要分别和大家谈谈农村垃圾和污水的主要来源、种类及其对环境和人类健康的影响。

第一节 垃圾

一、垃圾的来源、种类和成分

大家知道，在过去，农村垃圾主要来源于生活垃圾和种植业垃圾，垃圾种类少，成分单一。而现在，随着农村经济的发展，生活垃圾和种植业垃圾的种类越来越多，来源于养殖业、农村地膜和建筑等行业垃圾占据越来越大的比例。现在把农村地区垃圾的来源、种类和成分分述如下。

（一）生活性垃圾

我国农村生活垃圾的构成发生了很大的变化，过去主要是炉灰渣土、厨房里的菜叶、剩饭、骨头等；而现在各种塑料包装，各类饮料瓶罐，纸张，建筑装修后废弃的油漆、颜料、粘合剂、废电池，家用清洁、美容或杀虫类化学品的包装物等等，越来越成为家庭的主要垃圾。农村生活垃圾的主要成分是厨余垃圾（蛋壳、剩菜、煤炭等）、废织物、废塑料、废纸、陶瓷玻璃碎片、废电池，以及其它废弃的生活用品等。近年来，废电池、废电器元件、无纺布类等一次性卫生用品有上升趋势。与城市生活垃圾相比，农村生活垃圾的剩菜饭较少，而蔬菜类废物较多；塑料制品、玻璃等较少；纸张含量较低；有毒物品（如电池、油漆、化妆品等）含量较少。

（二）养殖业垃圾

主要来源于禽畜养殖行业，包括在畜禽养殖过程中产生的畜禽粪便、畜禽舍垫料、废饲料、散落的毛羽等，以产生大量的粪便为主。改革开放以来，随着我国人民生活水平的不断提高，对肉类、奶类和禽蛋类的消费需求量急剧增加，以每年10％以上的速度递增，由此带来了养殖业的迅速膨胀，特别是畜禽养殖业，由家庭副业逐步发展成为一个独立行业；禽畜场由农业区、牧区转向乡镇农村；饲养规模由分散走向集中。随着畜禽养殖业规模的不断扩大，禽畜数量增多，不可避免地带来大量的养殖业废物的排放，使得环境承载力日益增大，禽畜养殖业已经成为农村环境污染的主要因素。自1999年以来，我国养殖业废物年产生量超过19亿吨，是当年工业固体废物产生量的2.4倍。

（三）种植业垃圾

种植业垃圾是农村地区特有的生产性垃圾之一，是指农作物在种植、收割、交易、加工利用和食用等过程中产生的源自作物本身的固体废物，包括根、枝、叶、秆、果、花等。种植业垃圾一是产生在作物生长地及其附近，它是作物在外运前及收割过程中产生的废物，如废弃在田间、地头、沟渠等地的蔬菜和花卉叶、根等；二是在作物收获及外运以后，在家庭、交易市场和深加工场所产生的废物。典型的种植业垃圾主要包括粮食作物秸秆、蔬菜、瓜果废物及各种经济作物的废物，如花卉、果树、林木等。据估计，地球上光合作用生产的生物质约1500亿吨/年，可作为人类的食物或动物的饲料部分约占其中的1/4（约为400亿吨），经过加工，最后供人类直接使用的大约仅为3.6亿吨，因此，地球上每年生产的废弃物约为135亿吨。作物秸秆的元素组成中，碳占绝大部分，其次为钾、硅、氮、钙、镁、磷、硫等。秸秆的有机成分以纤维素、半纤维素为主，其次为木质素、蛋白质、氨基酸、树脂、单宁等。我国的各类种植业垃圾资源十分丰富，目前仅重要的作物秸秆就有近20种，且产量巨大，约为7亿吨/年，其中稻草2.3亿吨，玉米秆2.2亿吨，豆类和杂粮的作物秸秆1.0亿吨，花生和薯类藤蔓、蔬菜废物等1.5亿吨。

（四）农村地膜

农用薄膜，简称农膜，主要包括地膜和农用棚膜。农膜技术的采用，对我国农业耕作制度的改革、种植结构的调整和高产、高效、优质农业的发展产生了重大而深远的影响，对农民增加收入和脱贫致富作出了重要贡献。然而，农膜在老化、破碎后形成残膜，由于其使用量大并难以降解，不断增加的残膜带来了严重的环境污染问题，被农民戏称为"白灾"。农业部调查结果显示，目前我国农膜残留量一般在60～90公斤/公顷，最高可达到165公斤/公顷。

（五）建筑垃圾

是指农村各种建设工程所产生的固体废物，如农户建房、水利工程、企业建设等施工过程产生的残余废料，包括泥土、石子、混凝土、砖块、瓦片等。其主要砖石等成分，利用价值不大，大多随意倾倒在马路边，或是跟生活垃圾混合堆放。

二、对环境的影响

我们每天都在产生垃圾、排放垃圾，同时也在无意识中污染我们的生存环境。在农村地区，由于没有专门的垃圾收集、运输、填埋及处理系统，加上农民环境意识相对较差，因此，垃圾在村中和村边马路两旁、田头、土坑、水边随意堆放，许多河道、沟渠成了天然垃圾场。易腐垃圾得到自然降解，难降解部分长期堆放，由此对环境造成影响。

（一）生活垃圾对环境的影响

1. 对土地的影响　生活垃圾的堆放需要占用土地，其累积的存放量越多，所需的面积也越大。随着我国经济发展和人们生活水平的提高，城市生活垃圾和农村生活垃圾的产生量均呈上升趋势，不但农村的废物堆放占地越来越大，而且许多城市的近郊也常常成为垃圾的堆放场所，并有向农村转移的趋势，使得在农村垃圾侵占土地的问题变得更加严重，加剧了可耕作地面积短缺的矛盾。

2. 对水体的影响　生活垃圾对水体的污染途径有直接污染和间接污染两种，前者是把水体作为生活垃圾的存放场所，向水体直接倾倒废物，从而导致水体的直接污染；而后者是垃圾在堆积过程中可降解部分经过微生物分解和雨水浸淋产生的渗滤液流入水体，导致当地地表水和地下水污染。有些垃圾废物含有很多有毒有害物质，把它们放在垃圾场中，有毒有害物质最终会渗透到地下水中或被雨水冲刷流入江河中。

3. 对大气的影响　生活垃圾在处置过程中会造成大气的污染，如燃烧过程中产生一氧化碳、二氧化碳，有些甚至还会释放出二噁英、水银和镉；堆存过程中产生氨气、硫化氢、甲硫醇等；填埋的垃圾由于其有机组分的分解而产生沼气，其中甲烷是主要成分。所有这些均会造成对大气的污染。

4. 对土壤的影响　农村地区由于没有有效的垃圾处置系统，

垃圾在各种场所的长期堆放过程中,其渗出液所含的有毒有害物质进入土壤后不仅会改变土壤的性质和结构,还会对土壤中本身微生物活动产生影响。而这些有害成分一旦进入农田,则不仅有碍于农作物根系的发育和生长,而且一些有毒物质会在植物有机体内积蓄,通过食物链进入人体而危害健康,如农药、有毒重金属等。

(二) 养殖业垃圾对环境的影响

1. 对大气的影响　畜禽粪便中含有大量的未被消化吸收的有机物,主要是碳水化合物和含氮化合物。碳水化合物可分解成甲烷、有机酸和醇类。含氮化合物主要是蛋白质,在有氧条件下,蛋白质分解的最终产物是硝酸盐类;在无氧条件下,则可分解成氨、硫化氢、甲胺等恶臭气体。新鲜禽畜粪便也含有氨、硫化氢、胺等有害气体,在未及时清除或清除后不能及时处理时,其臭味成倍增加,并产生一系列新的恶臭气体。此外,禽畜在成长过程中要消耗大量含氮饲料,且绝大部分经粪尿排泄到体外,若粪便不经处理,则其中一部分氮会挥发到大气中,增加了大气的氮含量,严重时造成酸雨,危害农作物;其余大部分则被氧化成硝酸盐渗入地下或随地表水流入江河,从而造成较广的污染。

2. 对土壤的影响　在禽畜饲料中大量添加钙、磷等矿物质以及铜、铁、锌、钴、硒和碘等微量元素。据报道,全国每年使用微量元素添加剂为15万～18万吨,由于生物效价低,大约有10万吨未被动物利用,随着粪便排出而污染环境。此外,随着饲料工业的发展,一些新型饲料添加剂中含有砷、汞等重金属元素,由此给环境带来的影响是不可估量的。以砷为例,近年来在宣传媒介中对有机砷制剂如氨基苯砷酸和硝基苯砷酸的介绍有片面强调其促进生长效果的一面,而忽视了其毒性和对环境造成污染的一面。

3. 其它影响　禽畜饲养过程中的垫料、饲料残渣及粪便等会滋长各种微生物,粉尘是微生物的载体,并吸附大量臭气。同时其有机物产生的臭气，引诱苍蝇等，丰富的营养物质成为苍蝇的最佳滋生场所。研究表明，禽流感病毒可永久性存在于水禽和候鸟中，并高度集中于粪便，通过粪便排泄于水体或其它区域，造成大范围环境污染。因此，严格控制污染的粪便、垫料等废物对于预防和控制禽流感至关重要。

（三）种植业垃圾对环境的影响

1. 侵占土地　农作物收割以后，随之产生大量的秸秆垃圾堆放在河道、沟渠、马路边、田埂上，由于量大，堆放分散，泥沙含量较大等特点，给收集和处理带来不便，侵占土地严重。此外，随意堆放影响路面交通和环境美观。

2. 污染河流　堆积秸秆往往是露天堆放，在雨季被雨水浸泡、冲刷后，流入沟渠、河道，最终进较入大的江河、湖泊，污染水体。这些秸秆含大量氮、磷、钾及有机物质，在好氧和厌氧条件下，转化为可溶性物质，成为水体富营养化的污染源，导致水质恶化，影响水体环境。

3. 影响空气质量　农村地区堆积的大量秸秆垃圾，其处理方式多为焚烧，由此产生大量的污染性气体，除影响空气质量外，还直接影响民航、铁路、高速公路等交通的正常运营。

4. 影响农业灌溉　秸秆堆积在沟渠等场所，极容易堵塞，造成水体断流、漫沟，给农业水利灌溉带来很大影响。在雨季暴雨过后，由于废物造成的沟渠堵塞，使得泄洪功能受到影响，暴雨漫进农民菜园地的情形也十分严重。

（四）农膜污染对环境的影响

主要表现在两方面，一是农膜的增塑剂邻苯二甲酸二异丁酯溶出后渗入土壤，对种子、幼苗的生长均有毒害作用，影响作物生长发育；二是土壤中的残存地膜降低了土壤渗透性能，减少土壤含水量，最终使得土壤物理性能变差，农业减产。

（五）建筑垃圾对环境的影响

建筑垃圾主要是砖石等成分，大都随意倾倒在马路边，或是与生活垃圾混合堆放,其对环境的影响主要是占用土地,影响道路交通和环境美观。

三、对健康的影响

(一) 污染空气对人体健康的影响

垃圾中所含的粉尘及其他颗粒物在堆放时会随风飞扬,同时也会产生有害气体和粉尘,这些粉尘或颗粒物不少都含有对人体有害的成分,有的还是病原微生物的载体,对人体健康造成危害。有些垃圾在堆放或处理过程中还会向大气散发出有害气体和臭味,危害更大,尤其是生活性垃圾和养殖性垃圾在其腐败过程中容易产生恶臭,其产生的氨、硫化物等污染物向大气释放。长期处于臭气中除会令人感到烦躁不安外,亦可能会导致头痛、恶心,甚至发生呼吸不畅等。

农村垃圾处理以焚烧为主,若把废塑料直接进行焚烧处理,不但产生大量黑烟,而且会产生二噁英——迄今为止毒性最大的一类物质。二噁英进入土壤中,至少需15个月才能逐渐分解,它会危害植物及农作物,它不仅具有强致癌性,而且具有极强的生殖毒性、免疫毒性和内分泌毒性,并且越来越多的研究显示,其对人类的远期危害远比我们目前掌握的情况严重。

此外,农村地区垃圾露天堆放和简易填埋会由于有机组分的分解而产生沼气,其中甲烷是主要成分。甲烷在相对密闭条件下累积,容易发生爆炸,对人身安全造成威胁。

(二) 孳生苍蝇传播疾病

生活性垃圾和养殖性垃圾堆放点最适合苍蝇的孳生。苍蝇因携带多种病原微生物而危害人类。苍蝇的体表多毛,足部爪垫能分泌粘液喜欢在人或畜的粪尿、痰、呕吐物以及尸体等处爬行觅食,极容易附着大量的病原体,如霍乱弧菌、伤寒杆菌、痢疾杆菌、肝炎病毒、脊髓灰质炎病毒、蛔虫卵等;又常在人体、食物、餐饮具上停留,停落时有搓足和刷身的习性,附着在它身上的病原体很快就污染食物和餐饮具、苍蝇吃东西时，先吐出嗉囊液，将食物溶解才能吸入，而且边吃、边吐、边拉，这样也就把原来吃进消化液中的病原体一起吐了出来，污染它吃过的食物，人再去吃这些食物和使用污染的餐饮具就会得病，霍乱、痢疾的流行和细菌性食物中毒与苍蝇传播直接相关。

（三）污染土壤对人体健康的影响

垃圾中含有的各种有毒有害物质，经其渗出液进入土壤，影响或超过了土壤的自净能力，会对人体健康产生影响。如被病原体污染的土壤通过雨水的冲刷和渗透，病原体又被带进地面水或地下水，进而引起伤寒、副伤寒、痢疾、病毒性肝炎等传染病的流行。因土壤污染而传播的寄生虫病有蛔虫病和钩虫病等。人与土壤直接接触，或生吃被污染的蔬菜、瓜果，就容易感染这些寄生虫病。由于蛔虫卵一定要在土壤中发育成熟，钩虫卵一定要在土壤中孵出钩蚴才有感染性，所以土壤对传播寄生虫病有特殊的作用。

有些人畜共患的传染病或与动物有关的疾病，也可以通过土壤传染给人。例如，患钩端螺旋体病的牛、羊、猪、马等可通过粪尿中的病原体污染土壤，并在土壤中存活几个星期，通过粘膜、伤口或被浸软的皮肤侵入人体，使人致病。炭疽杆菌芽孢在土壤中能存活几年甚至几十年。破伤风杆菌、气性坏疽杆菌、肉毒杆菌等病原体，也能形成芽孢，长期在土壤中生存。人们受伤后，伤口受泥土污染，很容易感染破伤风或气性坏疽病。此外，被有机废弃物污染的土壤是蚊蝇孳生和鼠类繁殖的场所，而蚊蝇、鼠类又是许多传染病的媒介。

土壤被有毒化学物，如铅、砷、镉、汞污染后，对人体的影响大多是间接的。主要是通过农作物、地面水或地下水对人体产生影响。任意堆放的含毒废渣以及被农药等有毒化学物质污染的土壤，通过雨水冲刷、携带和下渗会污染水源，继而通过饮水和食物引起人体发生中毒。

（四）污染饮用水源对人体健康的影响

在农村地区，包括生活垃圾和养殖垃圾在内的各种垃圾随意堆放，极易被雨水浸泡或经冲刷污染河水或经渗透污染井水，导致水中微生物或其它有毒有害指标超标，引发伤寒、副伤寒、霍乱、细菌性痢疾等肠道传染病流行或其它急慢性中毒事件发生。

（五）其它

粪便排泄物、饲料均属固体废物（垃圾）的管理范畴。粪便中很多病原微生物能在较长时间内维持其感染性。据世界卫生组织（WHO）和联合国粮农组织（FAO）的有关资料，目前已有250多种"人畜共患传染病"，如炭疽、禽流感、布氏杆菌病、结核病等，均系世人共知的人畜共患传染病。其传染渠道主要是患病动物的粪便排泄物、饲料等。

从2004年以来，全世界有20多个国家和地区发生高致病性禽流感疫情，我国也有一些省份发生了高致病性禽流感疫情。因禽流感造成而禽流感病毒可永久性地存在于世界各地的水禽或候鸟中，并高度集中于粪便，通过粪便排泄于水系和其他区域，造成大范围的污染，直接或间接传播给大量家禽，从而对人类健康造成威胁。

四、对生产的影响

垃圾如不加以利用和处置，会大量侵占土地，破坏地貌和植被，减少农村可耕作土地的利用，最终导致农业减产。

由于垃圾在长期堆放过程中，其本身及渗滤液中所含的有毒有害物质进入土壤后会改变土壤的性质和结构，并对土壤中微生物的活动产生影响。一旦这些有害成分进入农田后，不仅有碍农作物根系的发育和生长，而且会在植物有机体内积蓄，影响作物产量和质量。此外，垃圾渗滤液会通过地表径流或地下水进入江河湖泊引起大量鱼群死亡，造成渔业养殖减产。

高致病性禽流感疫情引发大量家禽死亡，并且为了控制疫情,要捕杀疫区内大量可能受感染的禽类,给禽类养殖企业造成巨大经济损失。同时,因其具有高致病性特点,在很大范围内影响到区域经济的发展,甚至影响到整个国家经济的发展。

五、垃圾的处理与管理

(一)垃圾的处理

目前,应对垃圾人类还没有一种很好的解决办法。现普遍采用的有四种方法:一是填埋;二是焚烧;三是堆肥;四是回收再利用。

第一种方法:填埋。这种被使用得最多的方法看似简单,但危害很大。首先是长期侵占土地,其次是填埋后的垃圾对土壤、地下水,大气造成的现实危害和潜在危害更是在不断增加。

第二种方法:焚烧。焚烧不仅会产生多种包括二噁英等的剧毒物质在内的有害气体,污染空气,还会产生大量的残渣。

第三种方法:堆肥。把垃圾堆在一起,让其有机成分成为肥料,但有机垃圾与其它不能做肥料的垃圾混在一起很难分开,所以并不能完全解决问题。

第四种方法:回收再利用。这种方法首先必须分类,目前垃圾分类很难实现。用人工分拣,垃圾的脏臭给分拣工人身心带来很大的危害。

以上四种方式都需要进行集中清运,在大部分农村地区很难实现。所以,农村地区垃圾必须迅速采取科学的方法,从根本上彻底解决垃圾对农村居民健康的影响。

(二)农村垃圾的管理

我国农村垃圾(固体废物)的管理还在起步,体制建设还在进行中。《中华人民共和国固体废物污染环境防治法》是我国实施农村固体废物管理的基本法律,首次将农村固体废物纳入管理范畴,对农村固体废物的管理提出了原则要求,逐步实现合理利用和安全处置。第二十条规定,从事畜禽规模养殖应当按照国家有关规定收集、贮存、利用或者处置养殖过程中产生的畜禽粪便，防止污染环境。第七十一条规定，从事畜禽规模养殖未按照国家有关规定收集、贮存、处置畜禽粪便造成环境污染的，由县级以上人民政府环境保护行政主管部门责令限期改正，可以处五万元以下的罚款。该法还规定，禁止任何个人或单位向水体和最高水位线以下的滩地河岸坡倾倒固体废物的规定，对保护水体免受固体废物污染至关重要。

2005年2月28日颁布并于2006年1月1日实施的《中华人民共和国可再生能源法》已将生物质能列入再生能源。生物质能是指利用自然界的植物、粪便以及城乡有机废物转化成的能源。该法的实施将有力地推进农村养殖和种植废物能源化技术的发展，并为废物再生能源的利用奠定了法律基础。

《畜禽养殖污染防治管理办法》由国家环境保护总局于2001年5月8日以总局第9号令发布，并于同日正式实施。该办法规定了畜禽养殖污染的概念；提出了畜禽养殖污染防治实行综合利用优先，资源化、无害化和减量化的原则；规定了禁止建设畜禽养殖场建设项目的4类区域，即生活饮用水水源保护区、风景名胜区、自然保护区的核心区及缓冲区、人口集中地区等；对养殖污染的管理措施和管理制度进行规定；规定了相关责任等。

针对我国大量秸秆剩余，露天焚烧秸秆影响交通、严重污染大气等问题，国家环保总局、农业部等六部委于1999年4月16日联合发布了《秸秆禁烧和综合利用管理办法》，该办法规定了禁烧秸秆的种类和地点，要求各地应大力推广机械化秸秆还田、秸秆饲料开发、秸秆微生物高温堆肥等多种形式的综合利用。

农村生活垃圾和部分生产垃圾的管理在我国部分村民委员会的村规民约中有所涉及，但由于缺少法律保障和执行机制，这些村规民约在执行中都大打折扣或没有执行。

根据国家法律和规章对农村垃圾处理处置要求，广大农村地区必须加速固体废物利用和处理处置的设施建设，才能有效解决农村固体废物带来的环境和环境污染问题。

六、变废为宝

垃圾的合理利用就在于垃圾的资源化、减量化、无害化，而垃圾的分类收集，是实现垃圾资源化的前提。生活垃圾中的纸、塑料、玻璃、织物、金属、动物骨头等是重要的再生资源，厨余垃圾则可经过生化处理后制成有机肥。食物性垃圾（厨余垃圾），可将其收集到厨余垃圾处理器，在微生物需氧菌的作用下，剩菜、剩饭等食物性垃圾就会被分解，生成水、二氧化碳和少量氨气，剩余的物质可作为有机肥料。对非食物性垃圾，则送到专业的垃圾资源化工厂，用人工或机械进行再分类，将金属、纸张、玻璃、塑料、橡胶分类后再利用。其中 1 吨废塑料可以炼出 600~700 公斤柴油；1 吨废纸可以制造 850 公斤再生纸，可节省木材 3 立方米，少伐树 3 棵。碎玻璃、橡胶等都可以再生作为工业原料。因此，对垃圾进行合理回收再利用，是将垃圾变废为宝的重要举措。

七、生活垃圾焚烧污染控制标准

为贯彻《中华人民共和国固体废物污染环境防治法》，减少生活垃圾焚烧造成的二次污染，保护和改善生活环境和生态环境，保障人体健康，由国家环境保护总局发布的《生活垃圾焚烧污染控制标准》自 2000 年 6 月 1 日起在我国实施。该标准适用于生活垃圾焚烧设施的设计、环境影响评价、竣工验收以及运行过程中污染控制及监督管理。标准规定了生活垃圾焚烧厂的选址原则、生活垃圾的入厂要求、焚烧炉的技术要求、生活垃圾焚烧时焚烧炉大气污染物的排放限值等，其中特别规定了二噁英的排放限值，要求向大气中排放的每立方米烟气二噁英类不得超过 1.0 纳克（即 1.0 个毒性当量，欧洲、北美和日本限值为 0.1 纳克/立方米）。

八、生活垃圾填埋污染控制标准

由国家环境保护总局提出并发布的《生活垃圾填埋污染控制标准》(GB16889—1997)于1998年1月1日起开始实施。该标准适用于生活垃圾填埋处置场所,从保护环境的需要规定了生活垃圾填埋场选址要求,工程设计要求,填埋场入场要求,填埋作业要求,封场要求和污染物排放限值及环境监测等要求。

标准规定,生活垃圾填埋场选址应符合当地城乡建设总体规划要求,应与当地的大气污染防治、水资源保护、自然保护相一致。生活垃圾填埋场应设在当地夏季主导风向的下风向,在畜居栖点500米以外。规定生活垃圾填埋场不得建在下列地区:国务院和国务院有关主管部门及省、自治区、直辖市人民政府划定的自然保护区、风景名胜区、生活饮用水源地和其他需要特别保护的区域内;居民密集居住区;直接与航道相通的地区;活动的坍塌地带、断裂带、地下蕴矿带、石灰坑及溶岩洞区等。提出了生活垃圾填埋场工程设计环境保护要求,填埋物入场要求,规定必须是生活垃圾才能入场。标准同时规定了生活垃圾填埋场大气污染物和渗滤液排放控制项目及其限值。

九、中华人民共和国固体废物污染环境防治法

《中华人民共和国固体废物污染环境防治法》于1995年10月30日由第八届全国人民代表大会常委会第十六次会议通过,在2004年12月29日由第十届第十三次会议进行修订。《中华人民共和国固体废物污染环境防治法》是我国固体废物污染环境防治的根本大法,全面规定了防治固体废物污染环境的体系和制度。该法分六个部分:总则,固体废物污染环境防治的监督管理,固体废物污染环境的防治,危险废物污染环境的特别规定,法律责任和附则。该法对养殖废物处理和焚烧秸秆提出了严格要求。考虑到我国农村经济发展水平不高、基础设施薄弱等实际情

况，《中华人民共和国固体废物污染环境防治法》对农村固体废物管理提出了原则要求，逐步实现合理利用和安全处置。因此，法律对农村生活垃圾仅提出了清扫、处置的要求，没有针对农村生活垃圾规定处罚条款。

第二节 污水

一、污水的来源、种类和成分

生活、生产都需要使用大量的水，因而产生大量的污水。从污水来源而言，农村污水可分为生活性污水和生产性污水，其生产性污水又主要来源于养殖业污水和工业污水。与城市生产性污水不同的是，城市以工业污水为主，而广大的农村地区，养殖业污水则占据很大比例。广西的调查结果显示，农村污水以生活性污水为主，占69.41%；生产性污水占30.59%，在生产性污水中，又以养殖业污水为主，占91.20%，工业污水只占8.73%，其它污水仅占0.07%。下面将几种主要污水的来源和主要成分分述如下。

（一）生活性污水

生活污水是居民日常生活而产生的，主要来于人们日常生活的洗涤废水和粪尿污水等。随着居民生活质量和用水方便程度的提高，农村居民用水量也较前增多，从而产生大量的生活污水。据有关报道，我国废水年总排放量为600亿立方米，其中工业废水200亿立方米，城市生活污水200亿立方米，乡镇农村污水200亿立方米。按人口量计算，城市每人每天生活用水量平均为52.63L，农村每人每天生活用水量平均为21.74L，其生活污水的人均产量为城市的2/5。农村地区人口密度小、居住分散，很少住楼房，因此，生活污水大都就地分散处理（泼洒在空地、马路或排放到小溪稀释），并得到自然净化。但也存在一些人口密度大的地区，污水没有得到分散处理和自然净化，违反自然规律随意排放，使地表水和地下水水系受到严重污染。生活污水中99%以上是水，固体物质一般不足1%，含有大量有机物如纤维素、淀粉、糖类、脂肪、蛋白质等，生活污水适宜多种微生物繁殖，因此常含有大量细菌和病原体（包括肠道致病菌、病毒、寄生虫卵等）。生活污水中也含有大量无机物质如氯化物、硫酸盐、磷酸盐、铵盐、亚硝酸盐、硝酸盐等。近年来，由于大量使用合成洗涤剂，其中磷酸盐含量高达30%～60%，使污水中磷含量显著增加，为水生植物提供充足的营养物质。水体受含磷、氮等污水污染是造成湖泊水质富营养化的主要原因。

（二）生产性污水

1. 养殖业污水　养殖业污水，顾名思义，主要来源于畜牧养殖业产生的废水。如前所述，随着我国人民生活水平的不断提高，对肉类、奶类和禽蛋类的消费需求量急剧增加，由此带来了养殖业的迅速发展，特别是畜禽养殖业，由家庭副业逐步发展成为一个独立行业。许多养殖场目前仍沿用水冲粪或水泡粪湿法清粪工艺，耗水量大，产生废水量也大，其产生的废水成为重要的水体污染源。氮、磷是动物养殖饲料的主要成分，加上在养殖饲料中大量添加钙、磷等矿物质元素以及铁、锌、锰、铜、钴、硒和碘等微量元素。一些新型饲料添加剂中含有砷、汞等重金属以及一些抗生素、抗氧化剂和激素类药物。研究资料表明，一头小猪从断奶至养到100kg上市屠宰，共消耗8～9kg氮，其中剩余5～6kg的氮随粪尿的形式排泄到体外，绝大部分被氧化成硝酸盐渗入地下或随地表水流入江河。因此，养殖业污水中也对应的含有上述物质。

2. 工业污水　工业废水是指工业生产中排出的废水。农村地区随着乡镇、村工业及工业园区的建设和发展，一些污染严重的冶金、建材、化工及食品工业等污染严重的企业落户农村，大量污水未经处理直接排入江河、湖泊、沟塘等，给农村环境造成严重污染。根据污水中的主要成分，工业污水可分为有机污水、无机污水和综合污水。有机污水是指污水中污染物主要是有机物；无机污水一般以无机污染物为主；综合污水是指污水中既有无机污染物，又含有有机污染物。

工业污水成分复杂多样，主要污染物有：

（1）固体污染物　固体污染物以三种状态存在于水中。存在形态有悬浮物、胶状物和溶解状化合物三种。

1）悬浮物：水中呈悬浮状态的物质称为悬浮物，是指粒径大于100nm的杂质。这种悬浮物的存在，造成水质显著混浊。

2）胶体状杂质：水中固体污染物粒径介于1～10nm间的杂质。

3）溶解性杂质：水中固体污染物粒径小于1nm的物质，主要是一些低分子的化合物。

（2）有机污染物　有机污染物是指以碳水化合物、蛋白质、氨基酸以及脂肪等形式存在的天然有机物质及某些其他可生物降解的人工合成有机物质。如果排入水体的有机污染物过多，大量消耗了水中的溶解氧，从大气补充的氧也不够，这说明排入的有机物越过了水体的自净能力，水体将出现由于缺氧而产生的一些现象。

（3）油类污染物　油类污染物主要是"石油类"和"动植物油类"有机化合物。当水体中含油太多时，在水面上形成油膜，使大气与水面隔绝，破坏正常的充氧条件，导致水体缺氧。

（4）有毒污染物　污水中能对生物体引起毒性反应的化学物质都是有毒污染物。它包括：无机化学毒物，有机化学毒物和放射性毒物。

（5）生物污染物　生物污染物是指污水中的致病微生物。

（6）酸碱污染物　主要是指污水中的酸性污染物和碱性污染物。酸碱污染物具有较强的腐蚀性，可以腐蚀管道和构筑物，排入水体会影响水体的pH值，干扰水体的自净，并影响水生生物的生长。

(7) 营养性污染物　污水中的氮、磷是植物和微生物的主要营养物质。如果这类营养物质大量进入湖泊、海洋等水体，就会引起水体富营养化。

(8) 感官性污染物　感官性污染物是指污水中能引起人们感官上不愉快的污染现象。如使水质产生混浊、恶臭、异味、泡沫等。

(9) 热污染　如果污水温度较高，直接排入水体，会造成水体的热污染，使水体中的溶解氧降低，危害水生生物生长。

二、对环境的影响

（一）病原物污染

由于生活污水和养殖性污水含大量有病原微生物，数量大，存活时间长，繁殖速度快，并且对消毒剂容易产生抗性。

（二）需氧有机物污染

污水中含有大量有机物。有机物的共同特点是这些物质直接进入水体后，通过微生物的生物化学作用而分解为简单的无机物质二氧化碳和水，在分解过程中需要消耗水中的氧，在缺氧条件下污染物容易发生腐败分解、恶化水质。水体中需氧有机物越多，耗氧也越多，水质越差，说明水体污染越严重。

（三）富营养化污染

指氮、磷等植物营养物质含量过多所引起的水质污染现象。当过量营养进入湖泊、水库、河口、海湾等缓流水体后，水生生物特别是藻类将大量繁殖，使水中溶解氧含量急剧下降，以致影响到鱼类等的生存。在自然条件下，湖泊从贫营养湖→营养湖→沼泽→陆地的演变过程极为缓慢；人类的活动将大量工业废水和生活污水以及农田径流中的植物营养物质排入湖泊等水体后，将大大加速水体的富营养化进程。水体富营养化后，由于浮游生物大量繁殖，往往呈现蓝色、红色、棕色、乳白色等。这种现象在江河湖泊中称为水华，在海中则叫做赤潮。

（四）恶臭

当水体受到污染以后，透明度差，溶解氧降低，河流湖泊水质恶化，致使流域生态系统服务功能和水体功能受到影响和破坏，从而引起恶臭、水生生物死亡，危害人体健康和生态安全。

（五）酸、碱、盐污染

污水酸、碱、盐污染使水体 pH 值发生变化，破坏其缓冲作用，消灭或抑制微生物的生长，妨碍水体自净，还可腐蚀桥梁、船舶、渔具等。酸与碱同时进入同一水体，中和之后可产生某些盐类，产生了新的污染物。因为无机盐的增加能提高水的渗透压，对淡水生物、植物生长产生不良影响，在盐碱地区，污水中的盐将进一步危害土壤质量。

（六）有毒物质污染

工业污水中有毒有害物质种类繁多，成分复杂，对陆地和水生动、植物危害严重，是污染环境的祸首。在自然界没有（或很少有）工业有毒有害物质，也不能自然分解（或十分缓慢）工业有毒有害物质。

三、对健康的影响

（一）生物性污染对健康的影响

饮用水受污水中生物性致病因子污染后，居民通过饮用、接触等途径引起介水传染病爆发流行，对人体健康造成危害。最常见的疾病有霍乱、伤寒、副伤寒、细菌性痢疾、甲型肝炎、隐孢子虫病等肠道传染病和血吸虫病、贾第虫病等寄生虫病等。

（二）化学性污染对健康的影响

水体受工业等污水污染以后，水体中各种有毒化学物质如汞、砷、铬、氰化物、多氯联苯及农药等通过饮水或食物链进入人体发生急性和慢性中毒。如：人喝了被污染的水或吃了被水体污染的食物，就会对健康带来危害。这是因为，污水中的污染物排入水体后，水生动物、植物就会慢慢对其吸收并在物体内有所蓄积。如果是急性中毒则生物会很快死亡，这会引起人们注意，但是许多情况下水体中的中毒是慢性的，短时间内不会引起人们注意。如果人吃了这些食物，会使毒物在人体内进一步积累，长时间后就会引起人体慢性中毒。最著名的是日本的水俣病，此病就是由于当地居民长期食用受甲基汞污染的鱼贝类而引起的慢性甲基汞中毒。

四、对生产的影响

（一）对工业生产的影响

水质恶化会影响工业产品的产量和质量，造成严重的经济损失。如某纺织厂有7种产品曾被评为全国和省内的优质产品，一种被评为纺织局名优产品，后因用水被污染，水洗工艺达不到要求，在42万米有色织布中仅有2万米达到优质标准。水污染还会使工业用水的处理费用增加，某市70家纺织、印染、酿酒、化工、造纸和热电工厂，处理0.5亿吨硬水的费用由1979年0.3亿元增加到1988年2.2亿元。此外受到污染的水对工厂厂房、设备、下水道等产生腐蚀，也影响了正常的生产。

（二）对渔业养殖的影响

江、河、湖、海是水生生物栖息的地方，一切水生生物对污染的耐受是有限度的，如果污染物超过了这个限度，大量的水生生物就会死亡。所以，当水体受到污染时，就会危及水生生物生长和繁衍，造成渔业大幅度减产；还会使鱼的质量下降，据统计，每年由于鱼的质量问题造成的经济损失多达300亿元。

（三）对农业的影响

使用或直接使用污水灌溉农田，就会破坏土壤品质，影响农作物生长发育，造成减产，甚至颗粒无收。

五、污水的处理与管理

（一）农村污水的处理

我国地域发展不平衡，不同地域间农村差别很大，加之农村地区长期以来形成的居住方式、生活习惯等方面的差异，使得污水处理方式不能过于单一，而应根据农村具体现状、特点、风俗习惯以及自然、经济与社会条件，因地制宜地采用多元化的污水处理模式。

首先是分散处理模式，即将农户污水按照分区进行收集，以稍大的村庄或邻近村庄联合为主，每个区域污水单独处理。污水分片收集后，采用中小型污水处理设备或自然处理等形式处理村庄污水。该处理模式具有布局灵活、施工简单、管理方便、出水水质有保障等特点。适用于村庄布局分散、规模较小、地形条件复杂、污水不易集中收集的村庄污水处理。通常在我国中西部村庄布局较为分散的地区采用。其次是集中处理模式，即所有农户产生的污水进行集中收集，统一建设一处处理设施处理村庄全部污水。污水处理采用自然处理、常规生物处理等工艺形式。该处理模式具有占地面积小、抗冲击能力强、运行安全可靠、出水水质好等特点。适用于村庄布局相对密集、规模较大、经济条件好、村镇企业或旅游业发达、处于水源保护区内的单村或联村污水处理。通常适合于在我国东部和华北地区，村庄分布密集、经济基础较好的农村采用。第三是接入市政管网统一处理模式，即村庄内所有农户污水经污水管道集中收集后，统一接入邻近市政污水管网，利用城镇污水处理厂统一处理村庄污水。

根据目前我国广大农村地区社会经济发展状况、污水处理与水环境保护要求，农村污水处理还可以采用人工湿地、稳定塘、土壤渗滤等几种适合农村实际的污水处理工艺技术。

人工湿地污水处理技术，是利用人工水生态系统内多级生物的稀释降解作用来去除或削减水中污染物的方法。欧美国家广泛采用人工湿地系统处理村镇地区及小型社区的污水，取得了显著的成效。目前，国内也有利用该技术处理小城镇污水、污染河道水、村镇污水及面源污水的成功实例。人工湿地系统处理污水具有一系列的显著优点，适合不同的处理规模，基建费用低廉，处理构筑物由各种天然生态系统或经简单修建而成，没有复杂的机械设备，易于运行维护与管理。人工湿地的主要材料如碎石、砂砾、煤渣、土壤等均可就近获得，处理系统依地势而建，污水可自流进入，无需额外动力，运行费用只有常规工艺的10%～50%。对于我国广大农村地区来说，占地面积较大的人工湿地污水处理工艺具有很好的应用前景。

稳定塘系统是由若干自然或人工挖掘的池塘通过菌藻互生作用或菌藻、水生生物的综合作用而实现污水净化的目的。为实现资源化利用，稳定塘还可种植经济植物，放养水生动物等。稳定塘系统一般不需要任何材料，动植物均为土著种类，在工程造价上甚至低于土壤渗滤处理系统，也基本不需要过多的维护管理。稳定塘系统可达到较好的出水水质，有的还具有脱氮除磷功能。农村地区可以结合地形条件等有利因素，设立污水的稳定塘生态处理方式，尤其在水资源相对丰富的南方地区具有较好的应用前景。稳定塘内水生植物的布置应兼顾挺水植物、漂浮植物和沉水植物间的合理搭配，以发挥其最大效能，尤其是在控制藻类的生长等方面。

土壤渗滤系统中，污水土地处理技术对氨、氮、总氮和总磷有着较高的去除率，并且投资省，运行费用低，管理简单，维护方便，有净化污水、美化绿化环境和节约水资源的综合效果。适用于我国中部地区广大农村的污水处理。该系统对土质的要求较高，一般以土质通透性能强、活性高、水力负荷大、处理效率好为原则，也可以用砂、草炭及耕作土人工配置成滤料，制成人工滤床。

（二）污水的管理

由于我国关于农村水污染防治的立法还处于空白状态,因此在执法过程中无法使用合理的法律,致使对农村水环境的保护十分不力。目前沿用的《水污染防治法》(1984年制订,1996年修订)作为水污染防治的基本法律,该法分总则、水环境质量标准和污染物排放标准的制定、水污染防治的监督管理、防止地表水污染、防止地下水污染和附则六个部分,适用于中华人民共和国领域内的江河、湖泊、运河、渠道、水库等地表水体以及地下水体的污染防治。此外,《畜禽养殖污染防治管理办法》由国家环境保护总局于2001年5月8日以总局第9号令发布,并于同日正式实施。该办法规定了畜禽养殖污染的概念,是指在禽畜养殖过程中,畜禽养殖场排放的废渣,清洗畜禽体和饲养场地、器具产生的污水及恶臭等对环境造成的破坏;提出了畜禽养殖污染防治实行综合利用优先,资源化、无害化和减量化的原则;规定了禁止建设畜禽养殖场建设项目的4类区域,即生活饮用水水源保护区、风景名胜区、自然保护区的核心区及缓冲区、人口集中地区等;对养殖污染的管理措施和管理制度进行规定;规定了相关责任等。与《畜禽养殖污染防治管理办法》配套的有关标准和规范有两个,即《畜禽养殖业污染物排放标准》(GB18596-2001)和《畜禽养殖业污染物防治技术规范》(HJ/T 81-2001)。

第四章 除四害

目前人们通常所说的"四害"包括：蚊子、苍蝇、蟑螂和老鼠。除四害是"有害生物控制"或"媒介生物控制"的一种通俗叫法，是我国爱国卫生工作的重要任务之一，其历史悠久，1955年党中央、国务院发出了除四害工作的通知，当时许多省、市都制订了工作规划，动员群众积极行动，取得良好效果。"四害"之说，由来已久，不同历史时期，内容有所不同。1958年2月12日，中共中央、国务院发出《关于除四害讲卫生的指示》，提出要在10年或更短一些的时间内，完成消灭苍蝇、蚊子、老鼠、麻雀的任务。后来，"麻雀"被"臭虫"取代，之后"臭虫"又被"蟑螂"取代。

第一节 除四害与爱国卫生运动

多年来除四害工作走过了一条曲折的道路，有成功的经验，也有失败的教训。经过不断的探索，逐渐形成了一套比较成熟、科学的办法，为除四害工作的健康发展提供了有益的经验。

在五六十年代，麻雀曾被列为"四害"之一，原因之一是麻雀吃粮食，全民动员围攻麻雀，后来人们逐渐认识到麻雀除了吃粮食也吃害虫，它也就不算一"害"了。尤其到了最近几年，人们的环保意识逐渐增强，虽然麻雀是极普通的鸟，人们也知道不能随便捕杀而要保护了。

臭虫也曾进过"四害"之列，那时人们生活条件不好，恶劣的生活环境成了臭虫、虱子、跳蚤的"乐园"，在低矮潮湿的平房中臭虫最多。随着人们居住条件和卫生环境的改善，以及除四害工作的深入开展，臭虫已基本被控制在不足为害的程度了，其地位自然也就被蟑螂取代了。

我国的爱国卫生运动，就是从除四害工作入手开始展开的。

同样有着悠久的历史和特殊的历史背景,并曾一度被提到政治任务的高度。1952年2月29日,美国飞机共14批148架次侵入我国境内。先在抚顺,后来又在其他地区播撒带有病毒、细菌的昆虫,对我国发动了细菌战争。当年3月14日,政务院决定成立中央防疫委员会,任务是领导反细菌战,开展爱国卫生运动。3月19日,中央防疫委员会向各省、市、自治区发布反细菌战的指示,要求各地做好灭蝇、灭蚊、灭蚤、灭鼠以及杀灭其它病媒昆虫的工作。7月10日,《人民日报》发表题为《进一步开展爱国卫生运动》的社论,指出爱国卫生运动是一项重大的政治任务。1957年9月20日,党的八届三中全会进一步明确,爱国卫生运动的任务和目的是:"除四害,讲卫生,消灭疾病,振奋精神,移风易俗,改造国家。"1958年2月14日,《人民日报》发表社论指出,以除"四害"为中心的爱国卫生运动,就是通过群众运动的方式,从除"四害"做起,普及卫生常识,破除迷信,消灭各种疾病和它们的根源,增进人民的健康。在党和政府的领导下,全国各地大力开展爱国卫生运动,人民群众积极响应,取得了重大成就。

十年动乱期间,爱国卫生运动遭遇了挫折。动乱结束后,中共中央、国务院于1978年4月决定,重新成立中央爱国卫生运动委员会,并发出了《关于坚持开展爱国卫生运动的通知》。通知指出,爱国卫生运动是移风易俗、改造国家的一场深刻革命。同年8月,中央爱卫会在山东烟台召开全国爱国卫生运动现场交流会,会议提出,新时期爱国卫生运动的任务是:城市重点整治环境卫生,农村管好水、粪,标本兼治。1979年6月11日,中央爱卫会、卫生部发出通知,要求迅速将各级爱卫会办公室建立健全起来,配备专职干部。一系列的措施,使各地爱国卫生运动获得了蓬勃发展。

如今,爱国卫生运动的形式和内容又都发生了质的变化,涉及面更宽。目的就是以建立"生态大众健康"为理念,注重全面营造良好的生存、生产、工作环境。爱国卫生运动不仅内容日益丰富，科技含量也在日益提高。在实际工作中，各级爱国卫生运动机构也在根据自身情况，制定适合自己的措施，使整个爱国卫生运动形成了一个有机的整体。但除四害工作始终是爱国卫生工作的重点工作之一。

第二节　蚊虫的危害与控制

一、蚊虫的危害及生态习性

蚊虫是重要的卫生害虫之一。它们不仅刺吸人血，而且是多种严重疾病的传播媒介。

蚊虫传播的疾病统称蚊媒病。在我国流行的蚊媒病主要有：疟疾、淋巴丝虫病、流行性乙型脑炎、登革热和登革出血热。在国外，蚊虫传播的疾病还有黄热病、东马脑炎、西马脑炎等近百种人畜疾病。

蚊虫种类繁多，全世界已知有2000余种，我国已发现300余种，其中与传播疾病有关的主要有按蚊、库蚊和伊蚊三个种属。具有代表性的蚊种有：淡色库蚊、致倦库蚊、中华按蚊、三带喙库蚊、白纹伊蚊、埃及伊蚊等。

1. 蚊虫卵及幼虫

昆虫的生活史又称生活周期，是指昆虫个体发育的全过程。蚊虫的生活史包括卵、幼虫、蛹和成虫4个时期，属于完全变态昆虫。

从卵孵出的幼虫称做第一幼虫，共蜕皮四次，每次蜕皮后依次成为第二龄、第四龄幼虫，第四龄幼虫蜕皮后化蛹。

蚊虫是两栖昆虫，即幼期水生、成蚊则在陆地生活。有些种类蚊虫可在湿土或缸罐等容器潮湿的内壁上产卵，但这些卵只有在水中才能孵出幼虫，幼虫和蛹在水中生长发育。

蚊虫产卵的方式、场所及数量各不相同，按蚊和伊蚊单产、库蚊将卵粘集成卵块。多数按蚊和库蚊卵浮于水面，伊蚊卵沉于水底或粘集在容器的潮湿内壁上，但必须在水中才能孵化。

蚊虫的幼虫生活在水中，滤食水中的单细胞生物和有机颗粒。按蚊和大部分库蚊幼虫刮食附在水下的树枝、树叶、石块以及容器壁上的有机物（伊蚊幼虫）；有些蚊虫以水藻（如三带喙库蚊、褐尾库蚊和贪食库蚊）为食。

幼虫在水中生活，不同于真正水生生物，需要正常呼吸空气，按蚊经常浮留在水面，通过尾端气门进行呼吸。库蚊、伊蚊及其他蚊虫幼虫，除个别种之外都要经常上升，倒挂在水面，通过呼吸管末端气门进行呼吸。气门和呼吸管末端的管瓣可防止水进入气管。

2. 成蚊

蚊虫必须经过交配受精进行繁殖，有些雌蚊不经交配也能产卵，但该卵不能孵化。各种蚊虫交配时对环境的要求各不相同。通常认为蚊虫的群舞现象与交配有关。

群舞是指雄蚊在一个有限空间形成定型的飞舞，参与群舞的蚊虫数量不等，有时可能上万。它们多数是雄蚊，雌蚊只是零星加入。雌蚊加入群舞中就与雄蚊配对，成对离开群舞进行交配。

（1）食性　绝大多数蚊类吸血，但只是雌蚊吸血，雄蚊不能刺吸血液，它们以花蜜、植物液汁为食。雌蚊也可以吸取花蜜。

（2）吸血与生殖的关系　雌蚊是吸血的蚊虫，虽然可吸取花蜜等存活，但除自育性的蚊类外，必须吸血才能使卵巢发育成熟。因此，吸血是蚊类生殖所必需的条件。自育性是指雌蚊能不吸血而至少产第一批卵后，仍然需要吸血才能使卵巢发育成熟。自育性蚊虫同样会吸血。我国现有自育性蚊类有：凶小库蚊、白纹伊蚊、骚扰库蚊等。

（3）嗜血性　不同蚊类的雌蚊吸血对象不尽相同，除人血外，多刺吸动物、包括兽类、鸟类以及爬虫和两栖类的血液。按吸血习性可将蚊虫分为偏好人血、人畜血液兼吸或偏好动物血、专吸动物血3类。雌蚊的吸血活动受许多因素影响,但在时间上有一定规律。有的白昼吸血,如白纹伊蚊、埃及伊蚊,有的夜晚吸血,如中华按蚊、淡色库蚊、致倦库蚊等。

蚊虫虽然都生长在积水中,但不同种类经常孳生在不同的积水中,如中华按蚊、三带喙库蚊多孳生在大型积水,特别是天然积水中。白纹伊蚊、埃及伊蚊等孳生在小型积水或容器积水中。

二、蚊虫的综合控制

蚊虫的综合控制即从蚊虫与生态环境和社会条件的整体观点出发,根据标本兼治而以治本为主,以及安全(包括对环境无害)有效、经济和简便的原则,组成一套系统的控制措施,把蚊虫控制到不足为害的水平,以达到除害灭病的目的。

蚊虫的综合控制主要由环境控制、化学控制、生物控制等组成。

1. 环境控制　环境控制是蚊虫综合控制的最有效手段之一,近年来的工作实践,使人们越来越重视环境控制的作用,其主要内容包括3个方面:

(1) 环境改造　即清除或减少蚊虫孳生和栖息而采取的对土地、水体或植被等进行各种永久性、长期性和实质性改变。其具体措施如下:

1) 平整土地、平洼填坑。

2) 搞好环境卫生、清除破碎缸、罐、盆等可积水的废物。

3) 翻缸倒罐,妥善存放各种可积水容器。用于存水的容器应加盖或经常更换,以防止蚊虫排卵、孳生幼虫。

4) 整治沟渠,清除河道沟渠中的杂草、垃圾等阻断水流的杂物。

(2) 环境处理　即有计划地定期改变水生环境,使之不再适于蚊虫孳生。如疏通沟渠、变静水为流水,以防止蚊虫在其中孳生。环境处理的方法如下:

1）水位波动　小型人工湖和水库采用定期蓄水和放水，达到水位升降波动，杀死其边缘水生植被，清除蚊幼虫的栖息庇护场所。

2）间歇灌溉　即稻田定期灌水、停水或放水，使之干湿达到阻扰雌蚊在其中产卵和幼虫的生长发育。

3）植被控制　即通过控制沟渠、水库中的水生植被，增加水流速度，清除蚊虫庇护栖息场所可防止或减少蚊虫的孳生。

（3）减少人蚊接触　即通过改善居民居住条件和习惯，减少人与蚊虫的接触，如房舍装置纱窗纱门、使用蚊帐等。

2. 化学控制　化学控制是指利用天然或化学合成物来毒杀、驱避或诱杀蚊虫。化学控制具有见效快、使用方便及适于大规模应用等特点。化学控制方法如下：

（1）室内滞留喷洒　是指用具有一定持效的触杀类杀虫剂，喷洒在室内蚊虫栖息的物品表面，如墙壁等。使侵入室内吸血的蚊虫栖息在有滞留杀虫剂的表面时，接触中毒致死。常用的杀虫剂有：氨基甲酸酯（如残杀威）、拟除虫菊酯（如溴氰菊酯、顺式氯氰菊酯）、有机氯、有机磷等。

（2）室内熏杀　对于密封完备的室间，如防空洞、地窖、下水道、密林等可采用有机氯、有机磷等烟熏剂熏杀成蚊。

（3）空间喷洒　空间喷洒是采用各种喷雾器进行常规喷洒、超低量喷洒、热雾喷洒各种杀虫剂，使蚊虫接触杀虫剂雾粒中毒死亡。

（4）杀虫剂处理蚊帐　利用拟除虫菊酯杀虫剂等浸泡或喷洒蚊帐可增加蚊帐的防护作用，我国多用溴氰菊酯可湿性粉剂、胶悬剂及乳油剂处理蚊帐。常用剂量是浸泡 15～25 毫克/米^2，喷洒 9～12 毫克/米^2，此外也可以由同样方法处理窗帘、纱窗等。

（5）驱避剂　驱避剂主要通过刺激蚊虫的嗅觉或触觉等来发挥驱避作用。刺激嗅觉的驱避称为蒸发驱避，经这种驱避剂处理后，具有蚊子不叮、不靠近的效果。这是因为蚊子感知到空气中的二氧化碳浓度上升后在接触人体时，是以人体内发出的暖流对流为判断基准的。此时，驱避成分的分子堵塞了蚊子的湿度感知器，妨碍了感知水蒸气的能力，所以蚊子不能接近人体。刺激触觉的驱避被称为接触驱避。经过这种驱避剂处理后，蚊子仍接触人体，但在吸血之前逃避、飞走。这是因为在接触后，驱避成分作用于蚊子的末梢神经，蚊子倒下或死亡之前的亚致死剂量，使蚊子发生行动错乱和行动障碍。常用的驱避剂有：邻苯二甲酸二甲酯（DMP）、避蚊胺（DET）、避蚊酮等。

3. 生物控制　生物控制是指直接或间接地应用产生或不产生代谢物的天敌，控制有害生物的方法。

通常把用作生物控制的生物叫做生物控制物。可以分为如下三类：

（1）生物杀虫剂　如苏云金杆菌、球形芽孢杆菌等。

（2）寄生物　如小孢子真菌等。

（3）捕食者　如鱼类、巨蚊及其他肉食性昆虫等。

第三节　蟑螂的危害与控制

蟑螂在生物学上属昆虫纲蜚蠊目，俗称茶婆子、偷油婆、货郎、灶蚂子等，是最古老的昆虫种类之一，35000万年前就在地球上生活了。

蟑螂的种类繁多，现知世界上有5000余种，但绝大多数是野栖种类，我们通常所说的蟑螂是家栖与人类关系密切的种类。我国已知13种，其中最常见的主要有6种：德国小蠊、美洲大蠊、澳洲大蠊、褐斑大蠊、黑胸大蠊、日本大蠊。

蟑螂主要是通过体表和胃肠道携带病原体，机械传播疾病。主要方式是污染食物或食具传播病原体。其携带的病原体可分4类。

1. 细菌类：如痢疾杆菌、沙门菌、绿脓杆菌、副伤寒杆菌、霍乱弧菌、麻风分枝杆菌和炭疽杆菌等。

2. 原虫和蠕虫卵：如阿米巴包囊、蛔虫卵、鞭虫卵、绦虫卵、钩虫卵和蛲虫卵等。

3. 病毒类：有报道它能携带柯萨奇病毒、脊髓灰质炎病毒、肝炎病毒等。

4. 真菌类：如黄曲霉菌等。

一、蟑螂的生活习性

蟑螂是渐变态昆虫，生活史周期有卵、若虫、成虫三个时期，一般在羽化为成虫后几天内交配。雄蟑螂一生能多次交配，雌蟑螂仅受配1～2次，交配后10天卵成熟，产于胶质卵鞘内，每鞘含卵16～44粒。有些种类卵鞘可在雌蟑螂腹部末端挟持一段时间，一般1～2天，也有的品种可携带到卵孵化。一只雌蟑螂一生可产卵鞘几个到几十个，卵经过1个月左右时间孵化出若虫，蜕皮5～13次之后变成成虫，成虫寿命在半年到一年左右。

蟑螂喜欢温暖、潮湿、阴暗、隐蔽而靠近水源和食物丰富的地方。如厨房、食堂内的碗柜缝、食品橱柜缝、水池槽下壁缝、炉灶缝、墙缝、家具缝、下水道沟槽、厕所、垃圾污物堆集场所等，因此在民宅、住房、医院、病房、食品行业的车间、旅馆、饭店、火车、轮船、飞机、浴室、洗衣房等均常有蟑螂栖息。

蟑螂是杂食类昆虫，能吃各种有机物，各种食物、粪便、脓血、垃圾等均可食用，尤其喜食含糖和淀粉以及发酵的食物，如米饭、面包、红糖、豆粉等。在取食的同时，经常吐出一些胃囊内容物，并随时排便于食物上。

蟑螂除吃食物外，还有咬啮一些非食物性材料的习性。

蟑螂能分泌一种有特殊臭味的油状物。

蟑螂虽有翅，但飞翔能力不强，飞行距离较短，但爬行速度很快，一般为5米/秒左右。

蟑螂喜暗、怕光，白天躲藏在黑暗隐蔽的地方，夜晚活动，当遇光、噪声、振动等人类活动后立即逃入隐蔽场所。

二、蟑螂的控制方法

1. 环境控制

环境控制是根据蟑螂生态习性，直接或间接地改变其赖以生存和繁衍的环境条件，达到控制蟑螂数量的目的。其具体做法有：

（1）大搞卫生，清除杂物，尤其注意清除蟑螂栖息场所，翻箱倒柜，采捕蟑螂卵鞘及清理蟑螂粪便痕迹。

（2）保护好食物，不留食物残屑，管好水源。

（3）堵洞抹缝，用水泥、玻璃胶等材料封堵室内一切可被蟑螂利用的孔洞、缝隙，如瓷砖、墙面、灶台、橱柜等处的缝隙等。

2. 物理控制

（1）粘捕　利用市售蟑螂粘捕盒或用零号调和油加少许麻油，涂于硬纸板上，中央放少许食糖等，放在蟑螂活动场所内粘捕。

（2）烫杀　厨房的一些厨具及一些竹、木家具等处栖息的蟑螂可用开水浇灌、烫杀。

（3）火烧　清理环境时扫出的卵鞘用火烧可防止带到他处孵化。

（4）冻杀　冬天，当气温降至0℃以下时，可把橱柜、家具等物品搬到室外清理、放置一段时间，可冻死存活在其中的蟑螂。

（5）电杀　市场有售专用电子捕蟑螂器具，其原理是用弱电流电杀诱入的蟑螂。

3. 化学控制

（1）杀虫剂滞留喷洒　即使用长效的杀虫剂喷洒在蟑螂栖息活动的场所，使蟑螂活动时接触药面中毒死亡。常用的杀虫剂有：溴氰菊酯、顺式氯氰菊酯和氯菊酯等。主要剂型有可湿性粉剂、乳剂及胶悬剂等。

（2）毒饵　即用杀虫剂与蟑螂可食物混合配制成的各种诱杀饵料。常用的剂型有：片剂、颗粒剂、糊剂、凝胶、水剂、腊剂等。常用于杀蟑螂毒饵的杀虫剂有：乙酰甲胺磷、敌百虫、残杀威、敌敌畏、开蓬、毒死蜱、碘硫磷、硼酸等。

目前市场上销售的品种中效果较好的是胶饵。包装类似注射器或外用药膏状。使用时将胶饵挤出米粒大小，涂抹在蟑螂活动的橱柜等处，蟑螂食后中毒死亡。

（3）药笔　将杀虫剂与石膏粉等混合制成含杀虫剂的粉笔或药块，涂划在有蟑螂活动的场所，使蟑螂活动时接触而中毒死亡。使用时注意涂痕不能太细，最好要在2厘米以上。

（4）粉剂　将杀虫剂与滑石粉等材料混合制成杀蟑螂粉剂，喷洒在缝隙、夹墙、孔洞、角落及一些固定的器具下，蟑螂活动时接触而中毒死亡，注意应用时粉层不能太厚，否则影响蟑螂活动，降低杀灭效果。另外，粉剂不适用于潮湿环境及橱柜内等有食物的地方。

（5）涂料　即用杀虫剂与油漆、乳胶漆等混合配制成的杀虫涂料，具有延长杀虫剂有效期及使用安全等优点。其效果好于滞留喷洒。

（6）烟雾剂　即将杀虫剂与特制的发烟装置相结合，以产生有毒的烟雾杀死一定空间内的蟑螂。目前应用的有烟雾机及烟雾弹两种。其中烟雾弹成本较低，使用方便。应用时封闭门窗，点燃后烟雾弥散到整个空间杀死蟑螂。对于物品不易移动，喷药不便之处，效果极佳。但使用时应告之左右邻居等相关人员，以防误认为火灾，造成不必要的损失。

第四节　蝇类的危害与控制

蝇类是双翅目昆虫中环裂亚目昆虫的通称。有瓣蝇类是指蝇类中分化最高的类群，有10多个科，其中除寄生蝇科外其他科都与人类健康或畜牧业有关。我国有瓣蝇类（除寄生蝇外）1500余种。而与人类关系密切，孳生于居住场所附近的称作住区蝇种，分别隶属于厕蝇科、蝇科、丽蝇科和麻蝇科。在我国共有40多种，其中最重要的有8~10种，最常见的如家蝇、大头金蝇、丝光绿蝇等。

苍蝇对人类的危害主要有传播疾病、寄生人畜活体组织或腔道、骚扰、吸血等。据文献记载，蝇类能机械性携带、传播多种病原体。主要可引起肠道传染病如痢疾、伤寒、脊髓灰质炎等，此外还可传播雅司、沙眼、结核、乙型肝炎等疾病。

一、蝇类的生态习性

苍蝇是完全变态昆虫，生活史可分为卵、幼虫、蛹、成虫4个时期。住区蝇类多数种是雌蝇产卵，也有一些蝇种是产幼虫，如麻蝇。

家蝇的卵乳白色、香蕉形、长约1毫米。在15~40℃温度下均可孵化。

幼虫分3个龄期，分别叫1、2、3龄幼虫。虫体由透明乳白色逐渐变为乳黄色直到成熟。最适宜发育的温度为30℃。

家蝇的蛹是桶状、蛹壳是3龄幼虫蜕皮收缩而成的。蛹壳的颜色按化蛹时间由浅变深，最终成为栗褐色。

蝇类在蛹壳内完成变态，羽化出成蝇时将蛹头端壳挤开、爬出，并穿过疏松砂土或其它基质的通道爬到地面。成蝇身体可分为头、胸、腹三个部分。

头部呈半球形，最突出的部分是一对大的复眼，包含4000余个小眼面，因此家蝇有极其灵敏的视觉。

家蝇的嗅觉不发达，味觉器官长在足部的跗节上。这样可以便于爬行时发现食物。

家蝇可在光滑的表面（如玻璃、瓷砖）上行走甚至具有垂直行走和倒立爬行的能力。这是因为苍蝇足部附节爪垫腹面上有数不清的密毛，并能分泌粘性物质。成蝇羽化后1～2天即可进行交配，有效交配时间约1小时左右。一对交配着的家蝇可以长久地停留一处，也可以一起爬行或飞翔。绝大多数家蝇一生中仅交配1次。雄蝇一次有效交配可将精液全部耗尽，从而失去性能力。精子贮存在雌蝇的受精囊中，能延续3周或3周以上，使陆续发育成熟的卵受精。

家蝇一年内可繁殖10～12代，每次雌蝇能产生200个后代。如雌雄比例为1：1，100只雌蝇经过10代之后可产生2万亿只。

苍蝇的食性非常复杂，有专门吸吮花蜜和植物液汁的，有专门刺吸动物或人类血液的，有专门吸动物创口血液和眼鼻分泌物的。而常见蝇种属于杂食性蝇类，可以取食各种物质如人类食物、人畜分泌物排泄物、垃圾及植物液汁等。

家蝇是非常贪吃的昆虫，有边吃、边吐、边排泄的习性。也就是这种习性导致家蝇成为多种疾病的机械传播者。

苍蝇主要是白天活动，可以不停地飞来飞去，觅食或到处爬行，有趋光性，夜间静止栖息。

家蝇善于飞翔，1小时内可以飞6～8千米。通常在以孳生地为中心半径在100～200米范围内活动。可通过各种交通工具长距离迁移。

人类粪便、畜粪便、腐败动物、腐败植物、垃圾等都是苍蝇孳生的良好物质，但不同种类嗜好不尽相同。

二、苍蝇的控制

目前苍蝇的控制采取的是以生态学为基础从生物与环境整体观念出发，合理运用各种手段的综合控制原则。同其他卫生害虫控制一样，包括环境控制、物理控制、化学控制等，其中环境控制是最重要的治本措施。

1. 环境控制　环境控制包括的内容极为广泛，如卫生基础设施的改造或修建、垃圾粪便的无害化处理、特种行业废弃物的处理和综合利用、住区的保洁等都是主要内容。如我国农村实行的改厕工作就是很好的控制措施。环境控制的目的在于：

(1) 消除孳生物，使蝇类不能孳生繁殖。

(2) 隔离孳生物使蝇类不能接触产卵而阻止孳生。

(3) 改变孳生物的性状，使之不适宜蝇类的繁殖。充分利用孳生物，变废为害，从而限制蝇类孳生。具体措施有：垃圾卫生填埋、密闭管理、生物发酵、工厂处理、分类处理等。粪便处理如水冲式厕所、改良旱厕、沼气式厕所等。

2. **蝇类的物理控制** 蝇类的物理控制方法多种多样，可分为防蝇和灭蝇两个方面。具体方法有：纱窗纱门、风幕或风道、水帘或水幕、捕蝇笼、捕蝇器、粘蝇纸（条、带、棒）及电子捕蝇器等。

3. **化学控制** 即应用各种杀虫剂杀灭苍蝇的幼虫及成蝇。达到降低种群数量的目的。

(1) **持效杀虫剂的施放** 即将具有持效、触杀作用的杀虫剂，采用常量喷洒或涂抹或粉刷，使杀虫剂有效成分按一定剂量均匀地附着在滞留面上。当苍蝇爬行或停留在施药面时中毒死亡。此方法可用于孳生地的表面及周围以及附近的植物表面、厕所墙面、垃圾容器表面、门缝、墙壁、天花板及牲畜棚、厩舍等家蝇经常停落，尤其是夜间栖息的表面上。常用的杀虫剂有：有机氯类，如三氯杀虫酯；有机磷类，如倍硫磷、杀螟松；拟除虫菊酯类，如溴氰菊酯等。

(2) **空间喷洒** 在室内外用杀虫剂、气雾剂或弥雾剂进行空间喷洒，使苍蝇直接接触杀虫剂雾粒而中毒死亡，可快速杀灭室内外蝇类。常用杀虫剂有：有机磷类，如敌敌畏、马拉硫磷、杀蝇松、辛硫磷；氨基甲酸酯类，如残杀威；拟除虫菊酯类，如二氯苯醚菊酯等。

(3) **毒蝇条（绳、索）** 此方法是利用家蝇在室内喜欢停留在绳索等悬挂物上的特性,将各种绳索浸泡于有持效的杀虫剂后晾干悬挂在有蝇活动场所,使苍蝇停留时接触而中毒死亡。加入适量的红糖等引诱物,效果更好。

(4)毒饵 利用杀虫剂与各种苍蝇喜食物混配成诱饵,是非常简便、速效、经济、易行的控制方法。如0.1%～0.2%敌百虫糖液(糖含量为10%)、0.5%敌百虫饭粒和玉米粒、0.2%敌百虫鱼杂、1%敌敌畏糖液(糖含量为10%)、0.05%倍硫磷饭粒、0.1残杀威糖液(糖含量为10%)等。

第五节 鼠类的危害与控制

鼠类在生物学上属哺乳动物门啮齿目,是陆生哺乳动物中演化最成功的一大类群,也是种属最多的一大类群。在地球上5000余种哺乳动物中约有一半是鼠类。总数为170多亿只,约为全人类人口数的3倍。我国约有鼠类170余种,约占我国哺乳动物种数的1/3。其总数为30～40亿只。鼠类的分布极广,地球上除南极之外,凡是有人类活动的各种环境中均可发现鼠类的踪迹。我国的家栖鼠主要有褐家鼠、小家鼠、黄胸鼠三种。野栖鼠种类较多,地域差异较大,主要有:黑线姬鼠、黄毛鼠、板齿鼠、东方田鼠、背纹仓鼠、大仓鼠、中华鼢鼠、达乌尔黄鼠、长爪沙鼠、布氏田鼠、棕背(鼠平)灰鼠、花鼠、林姬鼠等。

鼠类与人类的关系极为密切。对人类的危害也是惊人的。鼠类中只有少数种类有益于人类,而绝大多数种类都不同程度地对人类造成危害。鼠类对人类危害是多方面的,归纳起来,可分为如下几个方面:

(1)传播疾病;(2)糟蹋粮食;(3)破坏生产;(4)骚扰生活。

鼠类能把30多种疾病传播给人,其中包括鼠疫、流行性出血热、钩端螺旋体病等危害性很大的疾病。据统计,有史以来死于鼠传疾病的人数,远远超过直接死于历次战争者。

一、鼠类的生态习性

从本质上说,鼠类是以植物为主要食物的。不过,由于鼠类适应性强,随遇而安,尽管鼠类食性的本质基本不变,但在不同种的鼠类之间,差别是较大的。有的也吃一些昆虫、蜥蜴等小动物,甚至也吃同类的尸体。在一定程度上说,家鼠喜欢食物多样化。粮库里的老鼠长期吃粮食,见到水果、蔬菜等就感到新鲜,很喜欢吃。肉库里的老鼠看见了粮食也要吃个痛快。

鼠类每天吃的东西,一般相当于自身体重的 1/10~1/5。

鼠类吃东西总是断断续续、躲躲藏藏地进行的。每次吃的量不太多,但吃的次数较多,尤其是小家鼠,它每天吃的东西不到 2.5 克,却要分成 200 多次去吃。

为了安全,鼠类往往把食物拖到洞里或比较隐蔽的地方去吃。还有许多种鼠类,习惯于把食物大量地贮藏在洞中。

家鼠的活动最主要原则是避开人类。以夜间活动为主,黄昏和黎明前有两个活动高峰期。

在特殊情况下,如粮库、食品企业、养鸡场等处,无论白天黑夜,只要人不在,都可能出来活动。家鼠经常沿墙根和物体行走,或在物体下面活动。较少走到空旷处,即使走到,也是匆匆而过绝不久留。

褐家鼠和黄陶鼠有时一个夜晚奔走 100~150 米去搜寻食物,但通常活动于 30 余米的范围内。小家鼠的活动范围更小,通常在几米的隐藏范围内活动。因为小家鼠有较强的耐渴能力,能长期局限在食源丰富的极小范围内活动。小家鼠最长的活动距离也只有 30 多米。

家鼠除打洞之外,还善于跑跳和登高,平衡能力也很强,可以在水平甚至垂直的电线、绳索上行走。在粗糙的墙壁(如砖墙等)上可以笔直地向上爬。能够钻过 1.5 厘米的洞隙。

如果有足够的助跑距离,它的跳跃高度可达一米以上,跳远可超过 1.2 米。迫不得已时，从 15 米高的房顶跳下也不会跌伤，在平静的水面可游泳 800～1000 米，甚至还会潜水捕鱼。

鼠类是兽类中繁殖力最强的动物。少数鼠种每年只产 1 胎，多数鼠种每年产 4～5 胎，多的可达 10 胎。

褐家鼠繁殖潜力极大，只要条件适宜，一年四季均可生育。20 多天就可繁殖 1 次，产后立即可以交配受孕，每胎产仔 6～8 只，幼鼠 3 个月后又可参加繁殖。生殖能力可保持一年半到两年。

家鼠是全色盲，也就是说，在它们眼中，世界不是五光十色的，而是由深浅不同的灰白色组成的世界，黄色和绿色在它们眼中近于浅灰，对它们更有吸引力；绿色在它们眼中则近于黑色，它们对红光不敏感，因此，人们在红光下观察它们的活动而不易被发现。

野鼠中也有不少种是色盲，还有许多种，因缺乏研究而情况不明。不过，研究表明，不少野鼠的视力要比家鼠好得多，尤其是一些白天活动的野鼠，有的甚至可看清 100 米以外人的移动，视力最差的是鼢鼠，由于它长年在地道中活动，眼睛退化，在阳光下几乎什么也看不见。

鼠类的听觉非常灵敏，但不同鼠种也不尽相同。鼢鼠视力极差，听力却特别好，可以听到 50 米以外人的轻轻的脚步声。不论家鼠还是野鼠，对突然出现的声音都特别敏感，而对有节奏的无害的声音则能够很快适应。

鼠类的味觉比较发达，能够很容易地区分食物中极微量杂质。野鼠的情况也一样，松籽的新旧，可以很容易地分辨出来，就是用装过农药的袋子装的粮食，也不喜欢取食。

鼠类的嗅觉特别灵敏，它在鼠类寻找食物、定位及标记活动领域等方面都起着重要作用。

鼠类的新物反应是指鼠类对其生活环境内新出现的物体的暂时回避现象。家鼠的新物反应较重，对其周围新出现的物体，无论是食物还是其他物品，都不轻易地接近，而是要躲避、观察一番之后，才试探着一点一点地接近。当然，每只鼠的新物反应也是不一样的，新物反应轻者往往是短命的，而比较精明的鼠就要长寿些。野鼠的新物反应很轻或不存在，甚至还对其生活环境中不常见的东西感到好奇，特意接近它。但是，野鼠一旦上当后，也能接受教训，不再去碰上当时所遇到的东西。

二、鼠类的控制

一提到灭鼠或鼠类防制，人们往往要想起"根除"这两个字。似乎把世界上的老鼠全部消灭掉才是目的，实际上，这种观点是非常错误的。从生态学考虑，所有的物种都是整个生态系统中不可缺少的成员，野生动物对人类的危害也是有条件的，受有害动物的数量、为害时间及为害地点等因素影响。除几种家栖鼠以外，鼠类对人类来说不总是有害的。一些种类非但无害，而是有益于生态系统乃至人类的。

国际上现在通用"控制"（control）一词，家栖鼠对人类有百害而无一利，完全根除确实应当，但在地球上完全消灭一个适应性很强的物种不是人们想干就能干得了的。因此防制应该是将鼠类的数量减少到可以忍受、不足为害的水平之下，而控制或管理的含义则是将鼠类的数量长期控制在不足为害的水平之下。

鼠类控制有以下几种方式：

1. 环境控制　改变鼠类栖息的场所、环境卫生的改善及防鼠设施建设。
2. 器械控制　粘鼠板、扑鼠笼、扑鼠夹等。
3. 药物控制　毒饵、熏蒸等。
4. 生物控制　天敌，病原生物等。

鼠夹是最常见，使用最广泛，也是使用时出现问题最多的捕鼠器械。在使用时应根据捕杀对象来选择合适的型号，并检查其灵敏度，一般要求灵敏度不大于6克。当然，捕小家鼠时对灵敏度的要求更要严格一些。鼠夹应放在鼠道旁、鼠洞口和鼠类经常觅食饮水的场所，这些场所一般都在墙根壁角以及其它阴暗又隐蔽的地方。使用引诱力强的诱饵也很重要，实践证明，用诱饵的捕获率比不用诱饵时高一倍。常用的诱饵有：鲜红薯块、油炸饼、花生米、葵花籽、水果、鱼、肉等。使用鼠夹灭鼠应有足够数量，一般要超过捕鼠地点的实际鼠数。这样可使每只老鼠都有被捕获的机会。鼠夹应有计划地间隔使用，决不能只放不收。

鼠类的天敌很多，野生的猫、黄鼠狼、狐狸、老鹰、猫头鹰、蛇等都属于鼠类的天敌。首先我们应该肯定天敌对灭鼠有一定的作用，但决不可夸大其作用，更不能异想天开地靠大量繁殖鼠类的天敌来消灭鼠类。在自然界，各种生物之间存在着食物链关系，鼠类只是各种天敌食谱中的一个，但不是惟一的食物。鼠类的数量要比天敌的数量多得多，要有成百上千只老鼠，才会有一只天敌，只有在这样的比例下，天敌与鼠类才能共存。如果人为地增多天敌的数量，破坏了这种比例，天敌就会因找不到足够的食物而饿死，重新回到原来的比例。因为天敌只能捕到一小部分老鼠，而大部分是不易被捕到的。同样鼠类的种群数量会因某种因素增减，这时，天敌的数量也会逐渐与之相适应，但也只能达到正常的比例。决不会突然出现大批天敌，把鼠类吃光后又大批饿死的现象。

一般人多以为灭鼠剂作用速度越快越好。其实，鼠类生性多疑，从不像别的动物那样一次吃好多东西，而是断断续续地尝试着反复取食。一群老鼠遇到一种新的食物时也不是一窝蜂地抢食，而是少数没有经验的个体冒险先行试探，待其食后没有什么不良反应之后，其余个体才去取食。如果使用作用速度快的灭鼠剂，老鼠刚刚吃到一次之后，就立即有不良的反应，它就不会再去吃第二次或永不再吃。同样第一个有不良反应的个体和吃过一、两次而中毒死亡的个体，会使其余个体产生警觉而拒食。相反，使用作用速度较慢的灭鼠剂，首先吃毒饵的老鼠没有任何不良反应会不断取食同种毒饵，其余老鼠也会跟着吃，当它们发现不适的时候，几乎所有的老鼠都吃到了致死剂量的毒饵，因而可以在一定时间内毒死一定空间内的大部分甚至全部老鼠．此外作用速度慢的灭鼠剂，一旦发生人畜中毒，也便于及时抢救，危险系数相对较少。

急性灭鼠剂就是指作用速度快，鼠类只吃一次或在短时间内就中毒死亡的一大类灭鼠剂。它既包括化学灭鼠剂，也包括一些植物，甚至微生物灭鼠剂。有时人们也称急性灭鼠剂为速效灭鼠剂或单剂量灭鼠剂。急性灭鼠剂作用快速，潜伏期短（10分钟至1天内），用量少，但对人畜都具有高毒性，多无特效解毒药物；并且不易自然降解，对环境产生污染。

在20世纪50年代以前，多数都是使用急性灭鼠剂。急性灭鼠剂最突出的特点就是见效快，一般鼠类只吃一次就可中毒死亡，容易见到死鼠。也正是因为这一点，急性灭鼠剂易受鼠类摄食行为的影响，产生拒食现象，影响灭鼠效果。全国爱国卫生运动委员会、卫生部、公安部、农业部等八个部委曾联合发文，禁止使用急性灭鼠剂，而街头巷尾小商小贩推销的所谓"三步倒"、"五步倒"之类几乎都是急性灭鼠剂。

抗凝血灭鼠剂是指一大类慢性或多剂量的灭鼠剂。其共同作用特点有两个：一是破坏血液的凝固机能；二是损伤毛细血管壁，使其渗透性增强，中毒鼠类内出血死亡。

抗凝血灭鼠剂是20世纪40年代末期研制成功的，并于50年代在许多国家普及应用，成为当今鼠类控制的最重要药物。抗凝血灭鼠剂按其化学结构，可分为两大类，即香豆素类和茚满二酮类。前者包括杀鼠灵、杀鼠迷、溴敌隆、大隆等，后者包括敌鼠、氯敌鼠、敌鼠钠盐等。

抗凝血灭鼠剂种类繁多，各品种都有其独自特点，但也有一些共同特点：

（1）作用速度缓慢。

（2）连续多剂量给药毒力远大于一次单剂量给药。

（3）毒饵含药浓度低，既符合鼠类摄食习惯，又可减少非靶动物误食中毒。

（4）中毒症状轻微，鼠类不易拒食。

（5）有特效解毒剂，人畜中毒后，便于急救。

（6）用毒饵法灭鼠时要消耗大量粮食。

（7）有些第二代抗凝血灭鼠剂成本较高，不便于普及使用。

抗凝血灭鼠剂毒饵的投放方法并不十分复杂，只是所需的时间要比急性灭鼠剂长些。一般采用7天5次投药法，即第1、2、3、5、7天各投药一次，每15平米投饵2～3堆，每堆10～20克，每次投药时检查消耗情况，原则是吃多少补多少，全部吃光加倍补充。毒饵应投到鼠道边、鼠洞旁及鼠类隐蔽的场所。有时由于投饵位置不当，使鼠类不易发现而影响毒饵的消耗。为使所投毒饵更易被鼠类发现，可在投饵前一天采用粉迹法，多布一些粉块，这可以做到有的放矢，也有利于辨别毒饵消耗率低的真正原因。在一些需要长期投放毒饵的场所，如各种行业的库房等，应设置一定数量的毒饵盒，把毒饵放在毒饵盒内，并定期检查更换或补充新鲜毒饵。

人畜误食抗凝血灭鼠剂毒饵，可用特效解毒剂维生素 K_1 解毒。

第五章 农村职业危害

什么叫职业性危害因素呢？通常是指不良劳动条件下存在的各种可能危害劳动者身体健康和劳动能力的因素。

农村最主要的行业是农业，同时存在各种乡镇工业，因此农村职业危害因素较多，但按其来源，可主要分为：①劳动过程中的危害因素，主要是长时间处于某种不良体位或使用不合理的工具等，此外劳动工程中接触家禽家畜，可造成人畜共患疾病的流行。②生产环境中的危害因素，如炎热季节野外作业的太阳辐射。农村的生产环境中包含大量生物因素，如血吸虫、蚊子、炭疽杆菌等致病菌及其传播媒介，花粉等致敏源。乡镇企业的厂房建筑或车间内布局不合理，如将有害和无害工段安排在同一个车间，车间内自然通风不合理等。

由于许多不良因素的存在，农村职业危害比较广泛，主要可概括为以下三大类：职业病、工作有关疾病和职业性外伤。职业病是指劳动者在职业活动中接触职业性危害因素所直接引起的疾病。劳动有关疾病又称职业性多发病，与职业病有区别。常见的农村劳动有关的疾病如强体力劳动者中的腰背疼痛、肩颈疼痛，还有农药中毒，劳动有关疾病虽不属我国规定的法定职业病范围，但它对劳动者的健康危害以及对工农业生产发展的影响不可忽视；农民在露天环境的劳动过程中，顶着烈日，冒着严寒，会造成中暑和冻伤，这是农民所特有的职业危害。

第一节 农药

农药是指农业生产过程中用于消灭、控制危害农作物的害虫、病菌、鼠类、杂草及其他的有害动、植物和调节植物生长的各种药物，包括提高农药药效的辅助剂、增效剂等。农药广泛应用于农、林、畜牧、渔业、卫生等行业，特别是杀虫剂的使用普及到千家万户。

一、农药的发明与发展

农药的使用已有悠久的历史，大体上可分为利用天然物质和利用化工产品两个阶段。在行业形成后从20世纪40—80年代的40多年里，农药生产迅速发展成为精细化工的一个大的行业。

天然物质的利用　自古以来人类在农业生产和日常生活中经常遭受各种生物灾害的侵袭。古代人在同有害生物的斗争中，不断寻找各种防治方法，在利用植物、动物、矿物的有毒天然物质方面，积累了许多经验并流传下来，这就是化学防治方法和农药的起源。例如中国西周时期的《诗经·豳风·七月》里有熏蒸杀鼠的叙述，约公元前240年成书《周礼》载有专门掌管治虫、除草的官职及所用的杀虫药物及其使用方法。古希腊诗人荷马也曾提到硫磺的熏蒸作用。公元900年前，中国已知道利用砒石防治农业害虫，这在明代宋应星所著《天工开物》里有详细记述，当时砒石已有工业规模的生产。明代李时珍收集了不少有农药性能的药物，载于其名著《本草纲目》中。16—18世纪，世界各地陆续发现了一些杀虫力强的植物，其中最著名的有烟草、鱼藤和除虫菊，至今仍在大量应用。

农药产品的出现　近代化学工业出现以后，化工产品逐渐增加，其中不少作为农药试用。同时，农业科学试验开始发展起来，农药的应用逐渐有了科学依据。除硫磺粉早有应用外，1814年发现了石硫合剂的杀菌作用，1867年发现巴黎绿（含杂质的亚砷酸铜）的杀虫作用。19世纪中期，欧洲的葡萄酿酒业由于葡萄霜霉病的严重流行而发生危机，1882年法国发现用硫酸铜和石灰配制的波尔多液防治葡萄霜霉病效果显著，及时拯救了酿酒业。1914年德国发现了对小麦黑穗病有效的第一个有机汞化合物即邻氯酚汞盐，1915年由拜耳股份公司投产，这是专用有机农药发展的开端。1920—1930年代，有机合成化学和昆虫学、植物病理、植物生理等生物科学的进步，为有机农药的研究开发创造了条件。1931—1934年美国的蒂斯代尔等发现了二甲基二硫代氨基甲酸盐类的优良杀菌作用，开发出有机硫杀菌剂的第一个品种系列福美双类，标志着农药研究开发已达到专业化系统化阶段。农药生产迅速发展的条件已基本成熟。

现代农药工业的发展　以第二次世界大战为分界线，农药工业从20世纪40年代开始，进入了飞跃发展时期，很快形成一个新的精细化工行业。1938年瑞士嘉基公司的米勒发现滴滴涕的杀虫作用，并于1942年开始生产。米勒因此获得了诺贝尔奖金。

中国农药的发展　中国在20世纪40年代仅有几家生产无机农药和植物性农药的加工厂。1944年重庆国民党政府的农林部病虫药械制造实验厂首次合成滴滴涕并小量生产。中华人民共和国成立后，农药工业开始迅速发展。1950年建成了滴滴涕合成车间。同年，华北农业科学研究所研制成功了六六六。20世纪60年代以来，全国各地扩建并新建了许多农药合成和加工厂，专业的研究开发机构纷纷成立。开发投产的品种超过100种，重点发展有机磷剂。其他开发投产的重要杀虫剂还有毒杀芬、杀虫脒、杀虫双、苏云金杆菌等。20世纪80年代以来，拟除虫菊酯杀虫剂已开发投产。在杀菌剂方面，历年开发生产的重要品种系列有：有机汞剂、有机砷剂、有机硫剂（福美类、代森类）、有机磷杀菌剂（稻瘟净、异稻瘟净）和其他类型的许多品种。1982年10月起开始实施农药管理法规，与世界农药的发展步伐一致。

二、农药的种类

迄今世界范围内已登记的农药有效成分已经有千余种。我国目前使用的农药也近千种，制剂产品近3000种，其中一半以上为两种活性成分的混剂。农药的分类比较复杂。按其成分划分，可分为原药和制剂，原药是指产生生物活性的有效成分，制剂除活性成分外，还有溶剂、助剂以及如颜料、催吐剂和杂质等其他成分。按单、混剂分类，单独使用时称农药单剂，将两种以上农药混合配制或混合使用则成为农药混剂。如按作用方式，农药可分为触杀剂、胃毒剂、熏蒸剂毒剂、内吸毒剂等。目前较为普遍的方式是根据靶生物划分，可分为：①杀虫剂，包括有机酸酯类、氨基甲酸酯类、拟除虫菊酯类、沙蚕毒素类、有机氯类；②杀菌剂，包括有机硫类、有机砷（胂）类、有机磷类、取代苯类、有机杂环类及抗生素类；③除草剂：包括季铵类、苯氧羧酸类、三氮苯类、二苯醚类、苯氨类、酰胺类、氨基甲酸酯类、取代脲类等化合物；④杀鼠剂，包括抗凝血剂类和其他杀鼠剂；⑤杀螨剂；⑥杀螺剂，如五氯酚钠等；⑦杀卵剂；⑧杀线虫剂；⑨生长调节剂等。

三、农药的危害

根据国家规定，未经批准登记的农药，不得在我国生产、销售和使用。目前，禁止使用的农药有两种情况，一种是由于没有生产厂家生产，因而没有申请登记，不一定是农药本身有什么问题。另一种是由于试验或使用中有安全方面的问题，而不能被批准登记。下列农药因其安全性或其它问题，国家已经明确不予登记：敌枯双、二溴氯丙烷、普特丹、培福朗、18％蝇毒磷乳粉、六六六和滴滴涕、二溴乙烷、杀虫脒、氟乙酰胺、艾氏剂和狄氏剂、汞制剂、毒鼠强、甘氟等，这些农药均因对人有致畸、致癌作用并在环境中难以分解等而被禁用。

农药的毒性相差悬殊，一些制剂如微生物杀虫剂、抗生素等实际无毒或基本无毒。我国依据农药的大鼠急性毒性的大小，将农药分为剧毒、高毒、中等毒、低毒和微毒五类。不同毒性分级的农药，登记时其应用范围有严格的限制。

农药对人体的影响主要包括急性中毒和长期接触后的不良健康效应。急性中毒主要取决于农药的急性毒性大小和人群短时间内的接触量，有时农药的活性成分毒性不大，但所用的溶剂或助剂的毒性则成为罪魁祸首。农药的慢性危害比较复杂,已有报道农药可以引起致癌、生殖发育和免疫功能损伤等危害。职业性急性农药中毒主要发生在农药厂工人以及施用农药的人员中。

四、农药中毒的预防

预防农药中毒的关键在于加强领导和普及安全用药知识。

1. 严格执行农药管理的有关规定。农药生产,必须进行产品登记和申领生产许可。农药经营必须实行专营制度,避免农药的扩散和随意购买。限制或禁止使用对人、畜危害性大的农药,鼓励发展高效低毒的农药,逐步淘汰高毒类的农药。农药容器的标签必须符合国家规定,有明确的成分标识、毒性分级和意外时的急救措施等。

2. 积极向各有关人员宣传、落实预防农药中毒的管理办法。严格执行农药登记的使用范围限制,剧毒农药绝不可用于蔬菜、收获前的粮食作物和果树等。开展安全使用农药的教育,提高防毒知识与个人卫生防护能力。

3. 改进农药生产工艺及施药器械,防止农药跑、冒、滴、漏、堆。

4. 遵守安全操作规程

(1) 农药运输应专人专车,不与粮食、日用品等混装混堆。装卸时如发现破损,要立即妥善改装,被污染的地面、包装材料、运输工具要正确清洗,可用1%碱水、5%石灰乳或10%草木灰水处理。

(2) 营销部门要作好农药保管及销售管理的工作,剧毒农药要有专门仓库或专柜放置,不与粮食、蔬菜等混放。空瓶和包装要妥善处理,不要随意出售剧毒农药。

(3) 配药、拌种应有专门的容器和工具,正确掌握配置的浓度要求。容器、工具用毕后,要在指定的地点清洗,防止污染水源等。

(4) 喷药时遵守操作规程，防止农药污染皮肤和吸入中毒。一些行之有效的经验，如站在上风向、倒退行走喷洒值得推广。在中午等非常炎热时或大风时，要停止作业。

(5) 施药工具要注意保管、维修，防止发生泄露。严禁用嘴吹吸喷头和滤网等。

(6) 注意个人防护。施药员要穿长衣长裤，使用塑料薄膜围裙、裤套或鞋套。如皮肤受污染要及时清洗。不在工作时吸烟或吃食物。污染的工作服及时、恰当地清洗，不要带回家。

(7) 使用过农药的区域要竖立标志，在一定时间内避免进入，以防中毒发生。

5. 预防保健措施

(1) 施药人员要进行体检。通常一年一次，除常规项目外，可针对接触相应的农药增加有关指标，如有机磷农药接触工人的全血胆碱酯酶活性。患有神经系统疾病、明显肝肾疾病以及其他不适宜从事这类作业的疾病者，要调离接触农药的岗位。妊娠期和哺乳期的妇女也不宜继续从事这类作业。

(2) 施药人员要给予健康指导。因为广大的施药人员来自于农村，不能享受有关的定期体检待遇，因此健康指导非常重要。要告知每天施药时间不要过长、不超过 6 小时，连续施药 3~5 天后要休息 1~2 天，不在炎热的时间喷洒等。如患某些疾病，不要去作业。

6. 其他措施。鼓励组成专业队伍开展施药工作，减少接触农药的人数，避免农药的流失。积极研究低毒或无毒类农药，在高毒类农药中加入警告色或恶臭剂等，避免错误的用途等。

第二节 化肥

一、化肥的生产与使用

20 世纪 50 年代以来，化肥在农业生产中得到了广泛的应

用,对提高农作物产量、促进农村经济的发展起到了巨大的推动作用。具体使用可分为以下几个时期:

(1) 迅速增长期。1959—1984年,二十多年化肥年施用量由1400万kg增加到了1.26亿kg,增长了9倍,平均每年增长7%。

(2) 稳定期。从1984年起,虽然化肥施用量继续增长,到1989年达到1.46亿kg,但增长速度较慢,每年约为3%。

(3) 回落期。1989年以后,化肥施用量开始逐年下降,到1993年下降到1.26亿kg。到目前为止,施用量达10kg/km^2。

我国是化肥生产和使用大国,年产化肥4000万kg,其中2/3为氮肥。自1996年化肥用量达3800万kg之后,一直处于世界第一位,每年化肥的消耗量为世界化肥生产总量的27.5%,施用量达265kg/km^2。我国氮肥施用量偏高,有机态养分比例偏低,施用结构不合理,也是导致化肥总施用量居高不下的一个主要原因。

二、化肥的种类

化肥的种类很多,特性各异,所含养分的多少也不相同,单从外表观察,有些化肥非常相似,不易辨别。为了使大家对常见化肥的性质和鉴别方法有一个系统的了解并且便于查阅,现将几种常见肥料的性质及鉴别方法介绍如下:

1. 尿素 尿素外观为白色,球状颗粒,总氮含量>46.0%,容易吸湿,吸湿性介于硫酸铵与硝酸铵之间。尿素易溶于水和液氨中,纯尿素在常压下加热到接近熔点时,开始显现不稳定性,产生缩合反应,生成缩二脲,对作物失去肥效。如在炉子上放一块干净的铁片,将尿素颗粒放在上面,可见尿素很快熔化并挥发掉,同时冒少量白烟,可闻到氨味。

2. 硫酸铵 农业用硫酸铵为白色或浅色之结晶,氮含量≥20.8%(二级品)。硫酸铵易吸潮,易溶于水,水溶液显酸性,与碱类作用放出氨气，当硫酸铵在火上加热时，可见到缓慢地熔化，并伴有氨味放出。

3. 硝酸铵　硝酸铵外观为白色，无肉眼可见的杂质，农业品允许带微黄色。总氮含量≥34.4％（Ⅱ级）。硝酸铵具有很强的吸湿性和结块性，其水溶液在温度发生变化时，会发生重结晶现象，对热的作用十分敏感，大量的硝酸铵受热易分解，可发生燃烧现象，以致于爆炸，并伴有白烟产生，可闻到氨气味，水溶液呈酸性。

4. 氯化铵　氯化铵为白色晶体，农业品允许带微黄色，氮含量≥25.39％，易溶于水，在水中溶解度随温度升高而显著提高，水溶液呈酸性。氯化铵吸水性强，易结块，将少量氯化铵放在火上加热，可闻到强烈的刺激性气味，并伴有白色烟雾，氯化铵会迅速熔化并全部消失，在熔化的过程中可见到未熔部分呈黄色。

5. 农业用碳酸氢铵　外观为白色或微灰色结晶，有氨气味，氮含量≥16.80％（二级）。吸湿性强，易溶于水，水溶液呈弱酸性。简易鉴别碳酸氢铵时，可用手指拿少量样品进行摩擦，即可闻到较强的氨气味。

6. 过磷酸钙　外观为深灰色、灰白色、浅黄色等疏松粉状物，块状物中有许多细小的气孔，俗称"蜂窝眼"。有效五氧化二磷（P_2O_5）含量≥12.0％（合格品Ⅱ）。稍带酸味，是一种酸性化学肥料，对碱的作用敏感，易失去肥效。一部分能溶于水，水溶液呈酸性。一般情况下吸湿性较小，如空气湿度达到80％以上时有吸湿现象，结成硬块。加热时不稳定，可见其微冒烟，并有酸味，当温度高于120℃时，一水磷酸二氢钙就失去结晶水转变为无水磷酸二氢钙，水溶性五氧化二磷逐渐减少，当温度高于150℃时，无水磷酸二氢钙又失去水，转化为对作物没有肥效的焦磷酸钙，温度再高，焦磷酸钙又转变为不溶性的偏磷酸钙。

7. 钙镁磷肥　外观为灰白色、灰绿色或灰黑色粉末，看起来极细,在阳光的照射下一般可见到粉碎的、类似玻璃体的物体存在,闪闪发光。有效五氧化二磷含量≥12.0%(合格品)。不溶于水,不易流失,不吸潮,无毒性,无腐蚀性,在火上加热时看不出变化。

8. 复混肥料　外观应是灰褐色或灰白色颗粒状产品,无可见机械杂质存在。有的复混肥料中伴有粉碎不完全尿素的白色颗粒结晶,或在复混肥料中尿素以整粒的结晶单独存在。低浓度复混肥总养分＞25%;中浓度复混肥总养分≥30%;高浓度复混肥总养分＞40%,其中单一养分含量不得低于4%。复混肥稍有吸湿性,吸潮后复混肥颗粒易粉碎,无毒、无味、无腐蚀性,仅能部分溶于水。复混肥料在火焰上加热时,可见到白烟产生,并可闻到氨的气味,不能全部熔化。

9. 农业用硫酸锌　外观为白色或微带颜色的针状结晶。七水硫酸锌的锌含量应为21.8%。硫酸锌易溶于水,其水溶液显酸性。

10. 磷酸二氢钾　外观为白色结晶。农业用磷酸二氢钾含量应≥92.0%(以干基计),磷酸二氢钾易溶于水,水溶液呈酸性。

三、化肥污染的危害

化肥的大量施用,对农业生产群落的结构和生态环境产生的负面影响也在不断加剧。过量施用化肥不仅会造成很大浪费(如磷肥的利用率,美国为30%～50%,日本为50%～60%,原苏联为30%～40%),而且未被吸收的化肥会随水土流失进入水体。世界上每年有一半以上的磷排入江河湖泊和海洋中,导致江河湖泊富营养化问题越来越严重。

1. 对水体环境的影响

一般地,农田径流带入地表水体的氮,占人类活动排入水体氮的51%,施氮肥地区氮流失比不施地区高3～10倍。1980—1994年黄河济南站水质监测结果显示:尽管水中主要离子的组成比例基本保持不变,但导电率明显上升,表明水质发生了浓化趋势。城市地表水的环境监测表明:水中氨氮增加了2.1倍,亚硝酸盐增加了1.4倍。近年来,一些海域由于富营养化程度加重,赤潮频频发生,导致海域生态系统严重受损,鱼虾、贝类大量中毒死亡。

2. 对土壤质量的影响

氮肥中的铵离子进入土壤后,有一部分会在硝化细菌的作用下释放出氢离子,使土壤逐渐酸化。铵离子还可置换土壤胶体微粒上的钙离子,导致土壤颗粒分散,破坏土壤团粒结构。施肥时,有些非营养成分或有毒物质如也会随之进入土壤,从而影响土壤微生物的正常活动。土壤酸化一方面会促进一些有害、有毒污染物的释放、迁移,或使其毒性增强,使微生物和蚯蚓等土壤生物减少;另一方面,会造成某些营养元素的流失。此外,使得一些重金属含量增加。

3. 对健康的影响

原苏联科学家发现,施氮过多的蔬菜中硝酸盐含量是正常情况的20~40倍。人畜食用含硝酸盐的植物后,极易引起高铁血红素白血症,主要表现为行为反应障碍、工作能力下降、头晕目眩、意识丧失等,严重情况可危及生命。目前我国农业集约化程度较高的地区,果蔬中硝酸盐含量超标的问题较为突出。此外,地下水的氮含量也在迅速增加,近20年来硝酸盐浓度每年正以1~3mg/L的速度递增。由于亚硝酸盐及其前身物质具有强烈的致癌、致畸、致突变作用,对人类危害极大。北方地区地下水硝酸盐污染问题亦十分突出,部分地区硝酸盐含量超过饮用水的5~10倍,基本上不能饮用。

第三节 避暑防寒

办公室工作人员都用上了空调,农民工作的露天环境是没有办法用空调的,因而中暑、冻伤是农民的重要职业危害。

一、中暑

中暑是指在高温和热辐射的长时间作用下，机体体温调节障碍，水、电解质代谢紊乱及神经系统功能损害症状的总称。颅脑疾患的病人，老弱及产妇耐热能力差者，尤易发生中暑。

（一）中暑症状和临床表现

其主要的症状有：发热、乏力、皮肤灼热、头晕、恶心、呕吐、胸闷；烦躁不安、脉搏细速、血压下降；重症病例可有头痛剧烈、昏厥、昏迷、痉挛。

在临床上中暑可分为下列三种中暑：

1. 先兆中暑：高温环境下出现大汗、口渴、无力、头晕、眼花、耳鸣、恶心、心悸、注意力不集中、四肢发麻等，体温不超过38℃。

2. 轻度中暑：上述症状加重，体温在38℃以上，面色潮红或苍白，大汗，皮肤湿冷，脉搏细弱，心率快，血压下降等呼吸及循环衰竭的症状及体征。

3. 重度中暑

（1）中暑高热：体温调节中枢功能失调，散热困难，体内积热过多所致。开始有先兆中暑症状，然后出现头痛、不安、嗜睡甚至昏迷。面色潮红，皮肤干热，血压下降，呼吸急促，心率快，体温在40℃以上。

（2）中暑衰竭：由于大量出汗发生水及盐类丢失引起血容量不足。临床表现为面色苍白，皮肤湿冷，脉搏细弱，血压降低，呼吸快而浅，神志不清，腋温低，肛温在38.5℃左右。

（3）中暑痉挛：大量出汗后只饮入大量的水，而未补充食盐，血钠及氯降低，血钾亦可降低。患者口渴，尿少。肌肉痉挛及疼痛，体温正常。

（4）日射病：因过强阳光照射头部，大量紫外线引起颅内温度升高（可达41～42℃），出现脑及脑膜水肿、充血。故发生剧烈的头痛、头晕、恶心、呕吐、耳鸣、眼花、烦躁不安、意识障碍，严重者发生抽搐昏迷。体温可轻度升高。上述情况有时可合并出现。

（二）中暑的处理

中暑以后怎么办？发现自己和其他人有先兆中暑和轻症中暑表现时，首先要做的是迅速撤离引起中暑的高温环境，选择阴凉通风的地方休息，并多饮用一些含盐分的清凉饮料。还可以在额部、颞部涂抹清凉油、风油精等，或服用人丹、藿香正气水等中药。如果出现血压降低、虚脱时应立即平卧，及时上医院静脉滴注盐水。

对于重症中暑者除了立即把中暑者从高温环境中转移至阴凉通风处外，还应该迅速将其送至医院，同时采取综合措施进行救治。若远离医院，应将病人脱离高温环境，用湿床单或湿衣服包裹病人并给强力风扇，以增加蒸发散热，在等待转运期间，可将病人浸泡于湖泊或河流，或甚至用雪或冰冷却，也是一种好办法。若病人出现发抖，应减缓冷却过程，因为发抖可增加核心体温（警告：应每10分钟测1次体温，不允许体温降至38.3℃，以免继续降温而导致低体温）。在医院里，应连续监测核心体温以保证其稳定性。避免使用兴奋剂和镇静剂，包括吗啡；若抽搐不能控制，可静脉注射地西泮和巴比妥盐。应经常测定电解质以指导静脉补液。严重中暑后，最好卧床休息数日，数周内体温仍可有波动。

（三）中暑的防护

农民中暑的直接原因是露天劳动，在高温环境下，则极易发生中暑。农业及露天作业时，受阳光直接暴晒，再加上大地受阳光的暴晒，大气温度再度升高，使人的脑膜充血，大脑皮层缺血而引起中暑，空气中湿度的增强易诱发中暑。

防护措施主要有以下几种：

1. 出行躲避烈日　夏日出门记得要备好防晒用具，最好不要在10点至16点时在烈日下行走,因为这个时间段的阳光最强烈,发生中暑的可能性是平时的10倍。老年人、孕妇、有慢性疾病的人,特别是有心血管疾病的人,在高温季节要尽可能地减少外出活动。

2. 别等口渴了才喝水　不要等口渴了才喝水,因为口渴已表示身体已经缺水了。最理想的是根据气温的高低,每天喝1.5至2升水。出汗较多时可适当补充一些盐水,弥补人体因出汗而失去的盐分。

3. 饮食营养要丰富　夏天多食含水量较高的蔬菜,如生菜、黄瓜、西红柿等;新鲜水果,如桃子、杏、西瓜、甜瓜等水分含量为80%~90%,都可以用来补充水分。

4. 保持充足睡眠　夏天日长夜短,气温高,人体新陈代谢旺盛,消耗也大,容易感到疲劳。充足的睡眠,可使大脑和身体各系统都得到放松,既利于工作和学习,也是预防中暑的措施。最佳就寝时间是22时至23时,最佳起床时间是5时30分至6时30分。

(四) 中暑时的紧急救护

脱离高温环境:迅速将中暑者转移至阴凉通风处休息。使其平卧,头部抬高,松解衣扣。

补充液体:如果中暑者神志清醒,并无恶心呕吐,可饮用含盐的清凉饮料、茶水、绿豆汤等,以起到降温及补充血容量的作用。

人工散热:可采用电风扇吹风等散热方法,但不能直接对着病人吹风,防止造成感冒。

冰敷:亦可头部冷敷,应在头部、腋下、腹股沟等大血管处放置冰袋(用冰块、冰棍、冰激凌等放入塑料袋内,封严密即可),并可用冷水或30%酒精擦浴直到皮肤发红。每10~15分钟测量1次体温。

中暑野外防患措施及事后的紧急处理要点:户外运动者到山

野，往往奔放追逐，而长时间曝晒在猛烈的阳光下，体内的热温未能充分散发，使体温升高，脑内部的体温调节中枢受破坏而停止活动，这就是中暑。中暑者头痛、高热、呕吐或昏倒，有时会造成死亡，因此野外活动者不可不注意防范及急救，最好戴上遮阳帽，并防止阳光曝晒太久。

万一有中暑现象，应该赶快急救，以免虚脱而毙。首先将患者移到阴凉的地方，松开或脱掉衣服，让患者舒适地躺着，用物品将头及肩部垫高。其次以冷湿的毛巾覆在头上，如有水袋或冰袋更好。将海绵浸渍酒精，或毛巾浸冷水，用来擦拭身体，尽量扇凉以降低体温到正常温度。最后测量体温，或观察患者的脉搏。若脉搏在每分钟110次以下，则表示体温仍可忍受；若达到110次以上，应停止降温。观察约10分钟后，若体温继续上升，再重新给予降温。恢复知觉后，供给盐水喝，但不能给予刺激物。此外，依照患者之舒适程度，供应覆盖物。

二、冻伤

低温寒冷侵袭所引起的损伤称冻伤。冻伤可为局部或全身。冻僵，多因寒冷、潮湿、衣物及鞋带过紧所致，常发生于皮肤及手、足、指、趾、耳、鼻等处。

（一）冻伤的症状和分级

冻伤分四度。第一度冻伤最轻，即常见的"冻疮"，受损在表皮层，受冻部位皮肤红肿充血，自觉热、痒、灼痛，症状在数日后消失，愈后除表皮脱落外，不留瘢痕。二度冻伤伤及真皮浅层，伤后除红肿外，伴有水泡，泡内可为血性液，深部可出现水肿，剧痛，皮肤感觉迟钝。三度冻伤伤及皮肤全层，出现黑色或紫褐色，痛感觉丧失，伤后不易愈合，除遗有瘢痕外，可有长期感觉过敏或疼痛。四度冻伤伤及皮肤，皮下组织，肌肉甚至骨头，可出现坏死，感觉夹失，愈后可有瘢痕形成。

冻疮是冻伤程度最轻的，常在冬季不知不觉中发生，部位多在耳廓、手、足等处，局部发红，发紫，肿胀，痒痛，有时起水泡，糜烂，破溃，结痂。如无感染，天暖后自愈。但来年冬季容易复发。

（二）冻伤的紧急处理

与中暑相反，冻伤是人体受寒冷低温侵袭后发生的损害。其发生除了直接受冷冻作用外，还与空气温潮湿、人体局部血液循环不良或抗寒能力降低等因素有关。

发生冻伤后，不能马上热敷或者按摩冻伤部位，以防加重局部水肿。受冻后一至两小时方可进行热敷，如果局部皮肤没有破损，可以涂抹冻伤膏（在医院、药店可以买到），或者用泡过辣椒的酒精涂抹（75％的酒精或者60度以上白酒内泡上辣椒），30％的猪油和蜂蜜混合后涂抹效果也不错。如果皮肤有破损，则需要尽快用新霉素软膏涂抹，防止感染。

冻伤者，特别是局部或全身冻伤者，若得不到及时的紧急护理或抢救，往往会引起致残和致死的严重后果。

家庭紧急护理主要是使已冻伤的部位尽快复温，可将患处浸泡在温水中或用温水温敷，温水的水温控制在38～42℃，最高不能超过45℃，否则会引起烫伤。忌用火烤。复温的时间不宜长，能在5～7分钟复温最好，最长不能超过20分钟。快速复温能减少受冻时间，迅速恢复局部血液循环，使组织坏死减少到最小范围。当冻伤处皮肤的颜色和感觉恢复正常，即可停止复温。然后，用无菌温盐水冲洗干净。伤肢应稍抬高，并加以固定，限制活动，以减轻水肿和组织的损伤。

此外，治疗首先须脱离寒冷环境，除去潮湿衣物，置身于温水中逐渐复温，对全身严重冻伤者必要时可行人工呼吸，增强心脏功能，抗休克，补液。除对冻疮复温按摩外，可用酒精辣椒水涂擦，效果较好，或用5％樟脑酒精，各种冻疮膏涂抹，有一定疗效。二度冻疮如有水泡，可用消毒针穿刺抽出液体，再涂抹冻疮膏。三、四度冻伤则须在保暖的条件下抢救治疗。伤肢复温后，还应送医院进一步治疗。

（三）冻伤的预防

进行体育锻炼增强体质，并进行耐寒锻炼。从夏天开始即用冷水洗脸、洗脚等。及时吃饭，并注意食物质量。多吃热量较高的食物，如油类、肉类等。用辣椒秧煎水，常洗手足可以预防冻伤。

第四节 寄生虫病防护

一、寄生虫病流行特点

寄生虫病即寄生虫寄生到人的体内引起的疾病。农民在农业工作中，最容易受到寄生虫的威胁，同时也是寄生虫病发病率最高的人群。联合国开发计划署和世界卫生组织联合倡议的热带病特别规划，要求防治6类主要热带病，除麻风病外，其余5类都是寄生虫病。它们是疟疾、血吸虫病、丝虫病、利什曼病和锥虫病。

寄生虫病在一个地区流行必须具备三个基本条件，即传染源、传播途径和易感人群。这三个条件通常称为寄生虫病流行的三个环节。当这三个环节在某一地区同时存在并相互联系时，就会造成寄生虫病的流行。其流行的特点是：

1. 地方性　某种疾病在某一地区经常发生，无需自外地输入，这种情况称地方性。寄生虫病的流行常有明显的地方性，这种特点与当地的气候条件，中间宿主或媒介节肢动物的地理分布，人群的生活习惯和生产方式有关。

2. 季节性　由于温度、湿度、雨量、光照等气候条件会对寄生虫及其中间宿主和媒介节肢动物种群数量的消长产生影响，寄生虫病的流行往往呈现出明显的季节性。

3. 自然疫源性　有些人体寄生虫病可以在人和动物之间自然地传播，这种寄生虫病称为人畜共患寄生虫病。在人迹罕至的原始森林或荒漠地区，这些人畜共患寄生虫病可在脊椎动物之间互相传播，人进入该地区后，这些寄生虫病则可从脊椎动物传播给人，这种地区称为自然疫源地。这类不需要人的参与而存在于自然界的人畜共患寄生虫病则具有明显的自然疫源性。

因而寄生虫病的预防控制关键是根据其流行特点，切断上述流行环节。

二、常见的几种寄生虫病

（一）钩端螺旋体病

钩端螺旋体病简称钩体病，是由致病性钩端螺旋体引起的动物源性传染病。鼠类及猪是主要传染源，呈世界性范围流行。钩端螺旋体病临床早期以败血症为特点，中期以各器官损害和功能障碍为特点，后期以各种变态反应后发症为特点。重症患者可发生肝肾功能衰竭和肺弥漫性出血，常危及生命。

钩端螺旋体病的传染源主要为野鼠和猪。黑线姬鼠为稻田型钩体病的最重要传染源，而猪主要携带波摩那群，为洪水型钩体病流行的主要传染源，传播途径为直接接触传播。在秋收季节，野鼠群集田间觅食。其中病鼠将带钩体的尿液排出污染田水和土壤，农民赤足下田劳作，钩体即可侵入手足皮肤细微破损处而造成感染。在雨季和洪水季节，由于猪粪便外溢广泛污染环境，人群接触疫水后，常引发感染流行。人群对钩体普遍易感。感染后可获较持久的同型免疫力。

我国多数地区钩体病发生和流行集中于多雨温暖的夏秋季节。在南方产稻区，常在收割季节短期内突发大量病例，造成局部流行或大流行。洪水型集中在暴雨发生或洪水后，短期出现成批病例流行。农民、牧民、屠宰工人、下水道工人、打猎者等为易感人群。

【临床表现】 潜伏期7～14天。钩体病因感染的钩体型别不同及机体的反应性差异，临床表现较为复杂多样。同型钩体可以引起完全不同的临床表现，而不同型的钩体又可引起极为相似的综合征。临床根据其表现的主要特点，分为以下几型：

1. 感染中毒型（又称流感伤寒型） 此型即钩体病早期的败血症，约90％以上病例无明显器官损害，经1～3天后即恢复。

2. 黄疸出血型 本型为钩体病国外及我国20世纪50年代报道的主要严重类型。1886年德国医师外耳首次报道一种以发热伴神经损害症状、肝脾肿大、黄疸及肾脏损害为特征的疾病。到1915年由日本学者才证实其病原为钩端螺旋体。病初仍为一般感染中毒症状，于病程4～8日出现进行性加重的黄疸、出血倾向和肾功能损害。

3. 肺出血型 早期败血症3～4天后，患者出现肺出血的临床表现。根据病情轻重又分为一般肺出血型和肺弥漫性出血型。一般肺出血型有咳嗽、痰中带血，肺部可有少量湿啰音。X线检查可发现散在小片状阴影。但患者无明显呼吸及循环障碍，经适当治疗常迅速痊愈恢复。肺弥漫性出血以迅速发展的广泛肺微血管出血为特点。

4. 肾衰竭型 钩体病发生肾损害十分普遍，主要表现蛋白尿及少量细胞和管型。仅严重病例可出现氮质血症，少尿或无尿，甚至肾功能衰竭。但多数肾功能不全均并发出现于重型黄疸出血型患者，并为其致死的主要原因。

5. 脑膜脑炎型 亦为流行中少见的类型。患者发热3～4天后，出现头痛、呕吐、颈强直等脑膜炎症状，或神志障碍、瘫痪、昏迷等脑炎的临床表现。对钩体病患者作脑脊液检查时，约70％的病例有轻度蛋白增加及少量白细胞，约半数病例可培养分离出钩体。

【治疗】 钩体病的治疗包括抗菌治疗、对症治疗及后遗症的治疗。

1. 抗菌治疗 钩体对青霉素高度敏感，迄今尚无耐药株出现。

2. 对症治疗　主要针对各种类型的重型钩体病患者。黄疸出血型患者常有肝肾功能障碍及出血倾向，可给予维生素K注射。重型病例加用肾上腺皮质激素短程治疗。肾功能不全者注意水电解质及酸碱平衡。肺弥漫性出血型患者需给予适当镇静剂控制烦躁。

3. 后遗症的治疗　钩体病后遗症为机体免疫反应所致，故无需抗菌药物。轻症者常可自行缓解。对影响较大的眼葡萄膜炎、脑动脉炎等，可酌情应用肾上腺皮质激素以缓解病情。

【预防】

1. 控制传染源　钩体病为人畜共患的自然疫源性疾病，因而控制传染源难度较大。一般以加强田间灭鼠，家畜（主要为猪）粪尿的管理为主要措施。

2. 切断传播途径　主要措施包括个人防护用具的应用，流行环境的改造以及减少和防止不必要的疫水接触。

3. 预防接种及化学预防　钩体菌苗在每年流行季节前半个月到1个月开始接种，前后注射2次，相隔半月。第1次皮下注射1ml，第2次2ml，当年保护率可达95%。化学预防使用多西环素200mg，在接触疫水期间每周口服1次，亦可有80%以上的保护率。

实验室意外接触可能感染钩体者，给予多西环素200mg，可预防发病。

（二）血吸虫病

日本血吸虫病不是指日本的血吸虫病，而是由"日本血吸虫"寄生在门静脉系统所引起的疾病。人主要是通过皮肤接触含尾蚴的疫水而感染。血吸虫病是一种人畜共患病，危害严重。建国初期调查结果，全国有血吸虫感染者达1200万人，感染耕牛120万头，分布于长江沿岸及以南12个省、市、自治区的381个县（市）。新中国成立以后，党和政府十分重视血吸虫病的防治，经40余年努力，才基本消灭或控制血吸虫病，目前血防工作仍然是重点。

日本血吸虫病的传染源主要是受感染的人和动物。传播途径有：①粪便入水　病人粪便中虫卵可通过各种方式污染水源：河边洗刷马桶，河边粪缸与厕所，粪船行水，对稻田采用新鲜粪便施肥等。病牛随地大便亦可污染水源。②钉螺孳生　有感染性钉螺的地方才能构成血吸虫病流行，但也存在有螺而无病人、病畜的地区。③接触疫水　本病感染方式主要是通过生产劳动和生活用水接触疫水而感染，如捕鱼、虾、割湖草、种田或河边洗澡、游戏、洗手脚、儿童戏水等。饮用含尾蚴生水也可从口腔粘膜侵入而感染。清晨河岸草上的露水中也发现尾蚴，故赤足行走也有感染的可能。

人普遍易感日本血吸虫病。患者以农民为多，这与经常接触疫水有关。男比女多。5岁以下儿童感染率低。感染率随年龄增加而升高，10～20岁组最高。夏秋季为感染高峰。感染后有一定免疫力。非流行区无免疫力的人，感染大量血吸虫尾蚴则易发生急性血吸虫病。集体感染后呈暴发流行。儿童初次大量感染也常发生急性血吸虫病。

【临床表现】　血吸虫病的临床表现复杂多样。根据病期早晚、感染轻重、虫卵沉积部位以及人体免疫反应不同，临床上可分为急性、慢性、晚期血吸虫病和异位损害。

1.急性血吸虫病　发生于夏秋季，以7～9月为常见。男性青壮年与儿童居多。患者常有明确疫水接触史，如打湖草、捕鱼、摸蟹、游戏等，常为初次重度感染者。约半数患者在尾蚴侵入部位出现蚤咬样红色皮损，2～3天自行消退。潜伏期长短不一（23～73天），但以1个月左右居多。起病较急。临床症状以发热等全身反应为主。

（1）发热　患者均有发热。热度高低、期限与感染程度成正比。热型以间歇型最常见。体温曲线呈锯齿状（38～40℃）。临晚高热，伴畏寒，凌晨热退大汗。弛张热及不规则低热次之。稽留热者，均为重型，但少见。患者一般无显著毒血症症状，重型患者可有意识淡漠、重听、腹胀等。相对缓脉亦多见，故易误诊为伤寒。发热期限短者仅2周，大多数为1个月左右。重型患者发热可长达数月，称为重症迁延型，可伴有严重贫血、消瘦、浮肿，甚至恶病质状态。

（2）过敏反应 有荨麻疹，血管神经性水肿，全身淋巴结轻度肿大等。荨麻疹较多见。约见于1/3患者。血中嗜酸粒细胞常显著增多，具有重要诊断参考价值。

（3）腹部症状 病程中半数以上患者有腹痛、腹泻，而排脓血便者仅10%左右。腹泻次数不多，有时腹泻与便秘交替。重型患者腹部有压痛与柔韧感，有腹水形成。

2. 慢性血吸虫病 在流行区占绝大多数。患者的症状可有可无。

（1）无症状患者 慢性血吸虫病中以无明显症状者最多，仅在粪便普查或因其他疾病就医时发现虫卵而确诊。

（2）有症状患者 以腹痛、腹泻为常见，每日2～3次稀便，偶尔带血。重型患者有持续性脓血便，伴里急后重，常有肝脾肿大。在病程早期以肝肿大为主，尤以肝左叶为著。随着病程进展，脾脏逐渐肿大，故有肝-脾型血吸虫病之称。

胃与十二指肠血吸虫病甚为少见，这类病人多在手术或胃镜检查取活组织镜检发现血吸虫卵而确诊。

3. 晚期血吸虫病 主要指血吸虫性肝纤维化而言。根据其主要临床症状分为巨脾型、腹水型和侏儒型。随着我国血防工作的大力开展与深入，深入得到及时有效治疗，晚期病人人数已大量减少。

（1）巨脾型 最为常见，占晚期血吸虫病绝大多数。脾脏下缘达脐线以下或向内侧超越正中线，质地坚硬，常可扪及明显切迹。患者因食管下段静脉破裂发生大出血时，脾脏可缩小。巨脾型患者均伴有脾功能亢进，血中白细胞与血小板减少以及贫血和出血倾向。

(2) 腹水型　腹水是晚期血吸虫病肝功能失代偿的表现。腹水形成与门静脉阻塞、低白蛋白血症及继发性醛固醇增多引起水、钠潴留有关。腹水程度轻重不等，病程长短不一，可反复发作。患者诉腹胀难受，腹部膨隆，常有脐疝与腹壁静脉曲张。有时于脐周可听到连续性血管杂音——克鲍综合征。仅少数患者出现黄疸。蜘蛛痣与肝掌较门脉性肝硬化少见。下肢浮肿常见。

(3) 侏儒型　现已少见。儿童因反复重度感染使肝脏生长素介质减少，影响其生长发育而引起侏儒症。患者身材呈比例性娇小，性器官不发育，睾丸细小，女性患者无月经，类似于垂体性侏儒症。

上述3型相互之间有交叉存在的现象。

【预后】　血吸虫病患者，包括脑型及侏儒症如能早期接受病原学治疗，预后大多良好。晚期血吸虫病有高度顽固性腹水，并发上消化道大出血、黄疸、肝性脑病、原发性腹膜炎以及并发结肠癌患者预后较差。

【治疗】

1. 病原学治疗　吡喹酮，目前国内外应用的吡喹酮是左旋吡喹酮与右旋吡喹酮各半组成的消旋体，左旋吡喹酮是主要杀虫成分，而右旋吡喹酮几乎无效，且毒性较大。

2. 对症治疗　急性血吸虫病患者应住院治疗。高营养易消化软食，补充维生素，适当补液，保持水电解质平衡，高热、中毒症状严重可用小剂量肾上腺皮质激素。晚期血吸虫病按肝硬化治疗，采取内外科结合，病原学治疗与对症治疗以及中西医结合的原则。

【预防】　根据流行区具体情况，因时因地制宜进行防治。采取以灭螺与查治病人、病畜为重点，结合粪便与水源管理及个人防护的综合性措施。

1. 控制传染源　在重流行区采用人畜同步化疗。每年冬季集中治疗，重点人群包括水上作业和流行季节频繁接触疫水者用吡喹酮 400mg/kg 一剂疗法。每年春秋对耕牛治 1 次，剂量按 30mg/kg 计算，一次灌服。

2. 切断传播途径

（1）加强粪便与水源管理　粪便无害化处理如粪便堆肥法、粪尿密封法、沼气池等，不用新鲜粪便施肥，防止粪便污染水源。

（2）灭螺　氯硝柳胺乙醇胺盐 50％可湿性粉剂（商品名螺灭杀），浸杀法按 $2g/m^3$ 药物浓度灭螺，喷洒法按 $2g/m^2$ 灭螺，前者用药后第 3 天，杀螺率（100％）优于喷洒法（55％）。该药不污染环境，不影响农业生产，无刺激性，群众乐于使用，但对水生动物有较强杀灭作用，不利于养殖业的发展。

溴乙酰胺用于湖草滩灭螺，药浓度为 $1\sim 2.5g/m^2$，即用 0.2％浓度喷洒沟渠草滩或 $1\sim 2g/m^3$ 铲草皮沿边的浸泡灭螺，对人畜及鱼类与农作物未见明显毒性作用，但对皮肤轻度灼伤。

3. 个人预防　加强卫生宣传教育，增强防病知识与自我保护能力。①预防服药：在流行区流行季节可用吡喹酮、蒿甲醚或青蒿琥酯，经动物实验和现场观察证明有良好杀幼虫作用，可预防或减少急性血吸虫病。②个人防护：采用苯二甲酸二丁酯乳剂或油膏涂于手脚皮肤，穿长筒胶鞋、尼龙防护裤、戴手套等。

第五节　人畜共患病的预防

一、人畜共患疾病和流行

在农村有农、林、牧、副、渔业，人与牲畜长期接触，是人畜共患病主要在农村的原因。

据世界卫生组织（WHO）最近统计资料表明，人的传染病 60％来源于动物，而 50％的动物传染病可以传染给人。世界范围内由动物引起的人畜共患传染病愈演愈烈，从古老的印度鼠疫、狂犬病,到近年来肆虐全球的疯牛病、口蹄疫和炭疽及需严防越境传播的流行性脑炎、森林脑炎、黄热病等,疫情警报接连不断。疾病在动物界传播的同时,也威胁着人类的健康甚至生命。最近暴发的高致病性禽流感和猪链球菌病再一次给人类敲响了警钟。

人畜共患病的发生与广泛流行与人类发展史有着密切关系,主要原因有:家畜的饲养,特别是现代工业化养殖,促进了人与动物的接触,造成致病菌由动物向人传播;人口的剧增也为传染病的流行提供了条件;人类居住和生活领域的扩大,野生动物与人类的地理距离缩小,增加了二者之间互相传播疾病的可能性;全球化生产、贸易及战争等行为以及交通的快速畅达,导致各种人畜共患病加快流行频率并迅速扩大传染范围,其结果是许多地方性疾病变成全球性瘟疫。

二、主要的人畜共患疾病

(一) 禽流感

流行性感冒实际上是一种人、禽、畜共患的传染病。在过去相当一段时间内称之为鸡瘟。禽流感于1878年首次报道于意大利。人间禽流感的病原是甲型流感病毒。

禽流感是由甲型流感病毒引起的家禽和野禽的一种从呼吸道疾病到严重性败血症等多种症状的综合病症,本病又称真性鸡瘟或欧洲鸡瘟。传染源主要有:病禽和健康携带流感病毒的禽,尤其是感染了H5N1病毒的鸡;禽类、猪、其他哺乳动物和病人及隐性感染者。一般认为可通过多种途径传播,如经消化道、呼吸道、皮肤和眼结膜等途径传播。迄今成功的人工感染途径有:气溶胶、鼻内、窦内、气管内、口、眼结膜、肌肉内、腹腔内、静脉内、泄殖腔和脑内,接种各种不同的流感病毒,使易感禽感染。

人感染禽流感的主要途径仍是通过呼吸道传播。具体是:

①空气飞沫，病禽或携带流感病毒禽的分泌物或排泄物通过空气飞沫播散；②水源，至今已证实，可从飞翔鸭的泄殖腔，水禽的粪便和湖水中分离出流感病毒。表明流感病毒在水禽中传播，可通过粪便→水→口或口→水→口途径传播。野鸟特别是迁徙的水鸟，在本病的传播上有重要意义；③密切接触，但存有不同的看法；④垂直传播，从感染的火鸡所有蛋分离出病毒；⑤通过人机械传播，到现在为止，只有少数报道个别禽流感病毒能直接感染人或其他哺育乳动物，尚未发现人或其他哺乳动物能直接感染禽；⑥蚊虫传播，这种传播方式尚未获得确凿证据，但可能性是存在的。此外，人员和车辆往来也是传播本病的重要因素。人群对禽流感普遍易感，无明显性别差异，儿童多发。

1. 禽流感的临床特点

人类感染 H5N1 禽流感病毒后，其临床表现与 H3N2 等其他流感病毒感染的临床表现类似，但以高热、头痛、轻度呼吸道症状和高病死率为其特点，人禽甲型流感病毒 H5N1 的死亡率在 33.3%～80.0%。禽流感的一般临床表现与普通流感相同。潜伏期最短数小时，最长 4 天，平均 2 天。

（1）单纯型　急起高热，全身症状较重，呼吸道症状较轻。显著头痛、全身痛、乏力、咽干及食欲减退等。部分病人有鼻塞、流鼻涕、干咳等。体格检查可见急性热病容，面颊潮红，眼结膜及咽部充血。肺部可闻及干啰音。发热多于 1～2 日内达高峰，3～4 日内退热。禽流感与其他流行性感冒一样，通常在 2～7 日内会自然痊愈。

（2）肺炎型　起病时与单纯型相似，但于发病 1～2 日内病情迅速加重。高热、烦躁、剧咳、血性痰、气急、发绀并有心衰。痰培养无致病菌生长，抗菌治疗无效。病人高热持续，病情日益加重，多于 5～10 日内死于呼吸与循环衰竭。

（3）并发症　有继发性细菌性上呼吸道感染，如急性鼻窦炎或急性化脓性扁桃体炎、继发性细菌性气管炎和支气管炎或继发性细菌性肺炎。

合并继发细菌性肺炎时,流感病情加重,高热、剧咳、痰呈脓性、呼吸困难、发绀、肺部湿啰音或有肺部实变体征。白细胞计数和中性粒细胞显著升高,痰培养可有致病菌生长,如金黄色葡萄球菌、肺炎球菌或流感杆菌等。流感病毒性肺炎如合并继发性细菌性肺炎,病情更重,常导致死亡。

2. 治疗

(1) 一般处理　按呼吸道常规隔断。H5N1禽流感病毒所引起的流感病情比一般流感严重,原则上应住院治疗。老年人、儿童或有严重心、肺、肝、肾等基础疾病的患者应及早住院治疗。对疑似或轻型患者,应密切观察病情,如出现高热不退、气促等症状应立即住院。感染禽流感的患者应有充足的休息,并多饮水。病人应注意卫生,经常洗手,避免将病毒由口鼻经双手接触而播散。高热时可适当给予解热镇痛药物。儿童忌用含有阿司匹林成分的药物,以避免产生有关综合征。除非已有细菌感染,否则不需服用抗生素。

(2) 抗病毒治疗　根据WHO的建议,如有条件,扎那米韦和奥司他韦可作为禽流感的首选治疗药物。目前其他的药物有四种可用于抗流感病毒的治疗,它们分别是金刚烷胺、甲基金刚烷胺、扎那米韦和奥司他韦。正在研发的抗流感病毒药物还有:抑制病毒脱壳的普可那利和蛋白酶抑制剂芦普林曲韦。这两药均未进入临床应用。

3. 预防控制措施

(1) 动物禽流感的预防和控制　加强动物尤其是禽中流感监测,尽量做到早发现,早制定防范措施,可以使损失降至最低水平。进行疫苗免疫接种,但由于禽流感亚型众多,且每一个亚型的毒株也比较容易变异,这给该病免疫工作带来了很大困难。尽管如此,有些国家研制了灭活疫苗或弱毒疫苗并开始试用;科学饲养,严防禽流感病毒传入禽群;加强对进出口禽类及其产品的检疫工作，防止高致病性禽流感病毒传入；严格进行引种检疫，防止禽流感传入；养鸡场不要混养其他禽类及野鸟，因为它们可能成为禽流感病毒的携带者和传播者；加强饲养管理，提高禽体抗病力；加强卫生消毒措施，减少病毒感染和传播。养殖场建立严格的消毒制度，是认真贯彻"预防为主、防胜于治"原则的最重要环节之一。如果平时能够认真、及时地做好各项消毒工作，那么就会在最大程度上杀灭生长在环境中（饲养设备、禽舍、孵化房、运输车辆和周围环境）的病原微生物，切断传播途径，为预防疾病打下坚实的基础，进而保证禽群健康生长繁殖并且增加成活率。

高致病性禽流感发生后，需要进行早期快速诊断，特别是高致病性毒株，如 H5、H7 型。一旦发现并确诊后，一定要依据国家有关法规，按照规定的程序及时、准确地公布疫情，按照防疫工作要求，坚决扑杀，彻底消毒，严格隔离，强制免疫，坚决防止疫情扩散。对疫区周边用疫苗建立免疫隔离带以防疫情扩散。具体的综合性措施是：划定区域，疫情初步确定后，迅速划定疫点、疫区、受威胁区域。疫点是指患病动物所在的地点，一般是指患病禽类所在的禽场（户）或其他有关屠宰、经营单位。疫区是指以疫点为中心，半径 3 千米范围内的区域。封锁，对疫区进行封锁，并对疫点、疫区、受威胁区采取不同的处理措施。消毒，消毒技术包括：①养禽场的金属设施设备，可采取干烤（160℃，2h）、熏蒸等方式消毒；②养禽场圈舍、场地、车辆等，可采用消毒液清洗、喷洒等消毒方式；③养禽场的饲料、垫料等，可采取深埋发酵处理或焚烧处理等消毒方式；④粪便、排泄物等，可采取堆积密封发酵或焚烧处理等消毒方式；⑤饲养、管理等人员，可采取淋浴消毒。饲养、管理人员的衣帽鞋等可能被污染的物质，可采取浸泡、高压灭菌等方式处理；⑥疫点内办公区、饲养人员的宿舍、公共食堂等场所，可采用喷雾、喷洒、熏蒸的方式进行。可选用紫外线灯管照射、甲醛或过氧乙酸熏蒸消毒空气。甲醛熏蒸消毒是利用甲醛自然挥发或加热挥发对室内空气、物体表面进行消毒；⑦对屠宰加工、贮藏等场所的消毒可采用相应的方式进行，并避免造成有害物质的污染。工具消毒可采用干烤、煮沸、高压蒸汽、戊二醛、甲醛浸泡消毒等。

(2) 人间禽流感的预防控制　禽流感至今尚无特效的防治手段，重要的是要控制禽流感在禽类中的传播。因此预防人间禽流感一般采取以消灭传染源为主的综合性防治措施。

1) 监测

农业部门和卫生部门共同合作，开展人间和禽类 H5N1 等禽流感疫情的监测，且这两种监测应相互协同，互通情报。有专家指出：生鸡交易检疫乏力、候鸟传播助纣为虐、鸡场监管措施不力这三大原因导致禽流感目前在亚洲迅速蔓延。因此，平时对养鸡场加强监测，发现异常及时通报情况和采取措施至关重要。

目前亚洲各国不断出现动物禽流感暴发和/或流行，卫生部门要防止高致病性禽流感对人的感染，应把重点放在疫区和高危人群的医学监测和预防。人间禽流感的监测应明确监测目标、监测对象、监测内容（包括疫情监测、常规病毒分离及抗原变异分析和抗体水平监测）。

2) 管理传染源

禽流感的传染源主要是鸡、鸭，特别是感染了 H5N1 病毒的鸡。只有迅速彻底地控制和消灭动物尤其是禽类的疫情，才有可能控制人间禽流感疫情，防止新型流感的出现并在人类中的暴发和/或流行。如果禽流感在禽类中的传播不能得到有效控制，反复感染人，出现新型流感的可能性很大。人们应对新型流感保持警惕，一旦出现，及早发现，及早采取措施。因此，要加强禽类疾病的监测，迅速发现感染禽流感的动物（禽类），对发病或死亡禽类，立即就地杀灭，疫源地要进行封锁并彻底消毒，减少人接触禽流感病毒的机会。限制发生禽流感地区可能被病毒污染的鸡肉和鸡蛋在市场上流通。1997 年的中国香港特区通过宰杀全部家禽控制禽流感疫情就是成功的例证。

3）切断传播途径

要尽量避免与禽类接触，WHO最近发表的报告说，与病禽接触是禽流感病毒可能入侵人体的最主要途径，鲜活家禽市场可能是病毒传播的重要场所。因此，避免直接接触病禽及排泄物、分泌物等能有效防止感染病毒。饲养员、屠宰人员等经常与活禽密切接触的人，必须做好防护工作，包括穿防护服、佩戴防护用具、及时接种流感疫苗、工作前后彻底消毒等。要加强检疫，严防疫情传入，口岸动物检疫机关应随时掌握了解国外和国内其他地区禽流感发生情况。一旦出现禽流感疫情，应立即采取禁运等紧急措施，防止病毒输入或疫情的蔓延、扩散。

4）保护易感人群

- 做好个人防护　做好个人防护措施，在工作过程中还应注意：尽量减少与禽类直接接触的时间；如果必须要与禽类接触，应避免在狭小空间的养殖场进行长时间的工作，特别是在通风条件较差的环境下更应注意通风和工作时间，在接触禽类之后应用温肥皂水对手进行彻底清洗；接触或清洗家禽时，一次性橡胶或塑料手套可能会破损，因此，摘掉手套后也需用肥皂水对手进行彻底清洗；穿戴防护服对禽类养殖场进行参观时，离开养殖场时需脱掉防护服并对其进行适当处理；处理畜体的工作人员或直接从事禽类标本采集的工作人员需戴上口罩并穿戴适合的防护服；有确诊H5N1病人住院时，应对病人用品严格消毒，被患者血液或分泌物污染的医疗器械也应消毒；经常对手进行清洗，消毒液浸泡消毒，接触患者或患者分泌物时应戴手套；病房经常进行空气消毒和物品消毒；H5N1分离的实验室需达到P3级标准。所有进入实验室的人员必须严格按要求穿戴好防护设备；注意呼吸道及粘膜防护。如果出现发热和呼吸道疾病时，应及时到医院就诊，并告知医生曾有禽类接触史或其他可能的禽流感病原接触史，以便采取适宜的处理和调查措施。
- 疫苗免疫　保护易感人群的另一个重要措施就是疫苗免疫，尤其是高危人群的预防接种。在没有适合人用针对H5N1病毒的禽流感疫苗的情况下，在疫区及高危人群中提倡使用现行有效的人用流感疫苗，以防止在人类发生人、禽流感病毒混合感染，防止产生基因重配形成新的流感病毒亚型。现在地球人口激增、运输发达，如果出现这种新型病毒，所有人都没有免疫力，会迅速在全世界蔓延，从而导致全球性的流感大流行。过去的人间流感病毒均源于禽的弱毒性病毒，这次H5N1型病毒为强毒性病毒，对人具有高致病性，如果在人群中流行，对全人类将造成空前巨大的危害。

现在广为应用的人用流感疫苗有两种，一种为注射用流感病毒灭活疫苗，另一种为鼻喷雾型流感病毒佐剂减毒活疫苗。无论是注射用流感病毒灭活疫苗还是鼻喷雾型感病毒佐剂减毒活疫苗，均含鸡胚制备的甲型流感病毒H3N2、甲型流感病毒H1N1及乙型流感病毒特异性抗原，由WHO于每年的2月和9月公布北半球和南半球本年冬季的流感疫苗成分。虽然流感疫苗对预防同株流感病毒感染较为有效，但不能有效地控制流行，只能做到谁接种谁受益。

- 药物预防　对密切接触者可进行预防性服药，可用金刚烷胺口服。任何预防药物仅是疫苗的补充，绝不能替代疫苗。同时，可服用一些中药制剂或汤水提高身体抵抗力，从而降低感染各种病毒的可能性。群众性一般性防治应以中草药为主，如用西药（金刚烷胺等）预防应在医务人员指导下使用，防止滥用和引起副反应发生。
- 增加机体免疫力　平时要注意适当地进行身体锻炼，每周3次，每次不少于30分钟，充分休息，避免劳累，不吸烟酗酒，保持良好的免疫力。在日常生活中，特别是在流感易暴发的季节，人们应注意多摄入一些富含维生素C等增强免疫力的食物，增强机体对病毒性疾病的抵抗力。尤其要注意节假日娱乐要适度，不能暴饮暴食。
- 健康教育　利用大众媒体广泛宣传预防禽流感相关知识，提高全民自我保健意识，引导群众养成良好的卫生习惯。

（二）猪链球菌病

猪的链球菌病流行无明显季节性，一年四季均可发生，但在夏秋炎热、潮湿季节较为多发。本病流行大多呈散发和地方性流行，偶有暴发。在养猪场猪链球菌病已成为一种常见病和多发病。

1. 病因及感染途经　该病常成为一些病毒性疾病如猪瘟、猪繁殖与呼吸综合征、猪圆环病毒2型感染等的继发病。而且，常与一些疾病如附红细胞体病、巴氏杆菌病、副猪嗜血杆菌病、传染性胸膜肺炎等混合感染。一些诱因如气候的变化、营养不良、卫生条件差、多雨和潮湿、长途运输等均可促使本病的发生。败血型的发病率一般为30%左右，有时在某些特定诱因作用下死亡率可达80%以上。猪链球菌自然感染部位是猪的上呼吸道（特别是扁桃体和鼻腔）、消化道和生殖道。病猪和带菌猪是该病的主要传染源，其排泄物和分泌物中均有病原菌。病猪和未经无害化处理的死猪、内脏及废弃物，以及污染的饲料、饮水和运输工具等器物是本病传播的重要原因。

2. 临床症状

依据临床表现不同，猪链球菌病可分为猪败血性链球菌病（败血型）、猪链球菌性脑膜炎（脑膜炎型）、猪淋巴结脓肿（淋巴结脓肿型）三种类型。败血型分为最急性、急性和慢性三种。其中最急性病例主要见于流行初期，发病急，病程短，往往不见任何异常症状猪就突然死亡。发病猪突然减食或停食，精神萎顿，体温升高到41～42℃，呼吸困难，便秘，结膜发绀，卧地不起，口、鼻流出淡红色泡沫样液体，多在6~24小时内死亡。

急性型病猪表现为精神沉郁，体温升高达43℃，出现稽留热，食欲不振，眼结膜潮红，流泪，鼻腔中流出浆液性或脓性分泌物，呼吸急促，间有咳嗽，颈部、耳廓、腹下及四肢下端皮肤呈紫红色，有出血点，出现跛行，病程稍长，多在1~3天内死亡。慢性型病例多由急性型转变而来。病猪多表现为多发性关节炎，表现一肢或几肢关节肿胀、疼痛、高度跛行，甚至不能站立，严重的可瘫痪。病程可达2~3周。脑膜炎型以脑膜炎为主要症状。多发生于哺乳仔猪和断奶仔猪，主要表现为神经症状，如运动失调、盲目走动、转圈、空嚼、磨牙、仰卧、后躯麻痹、侧卧于地、四肢呈游泳状划动等。病程短的几小时，长的1~5天，致死率极高。病程长的表现呈多发性关节炎。淋巴结脓肿型是由猪链球菌经口、鼻及皮肤损伤感染而引起，多见于断奶仔猪和育肥猪。主要表现为在颌下、咽部、耳下、颈部等部位的淋巴结化脓和形成脓肿，病程3~5周。

3. 预防治疗

（1）贯彻预防为主的方针，加强饲养管理，搞好环境卫生消毒。无论对规模化养猪场，还是农村散养户，搞好饲养管理，坚持自繁自养和全进全出的饲养方式；保证猪群充足的营养，并减少应激因素，搞好环境卫生；控制人员和物品的流动，同时做好其他疫病的防治工作等。

（2）猪群饲养密度不宜过大，高温季节，湿度比较高，保持猪舍通风。

（3）在对猪只进行断尾、去齿和去势等操作时要加强局部的消毒。猪只出现外伤应及时进行外科处理，防止受到猪链球菌的感染。

（4）规范引种，应严格执行检疫隔离制度，淘汰带菌母猪。

（5）本病易发生、流行的地区和猪场，可在饲料中适当添加一些抗菌性药物如头孢类、恩诺沙星或氧氟沙星等，会收到一定的预防效果。抗菌药物的选择应基于药敏试验的结果，选用对猪链球菌敏感的药物。预防性用药必须遵守有关兽药休药期的规定。

(6) 发生疫情的地区和猪场应及时进行疫苗免疫接种。妊娠母猪可于产前4周进行接种。仔猪分别于30日龄和45日龄各接种1次。后备母猪于配种前接种1次。

(7) 治疗可选用抗菌性药物头孢类、恩诺沙星或氧氟沙星等药物。

第六节 农村乡镇企业的环境污染和治理

一、乡镇企业污染现状和特点

改革开放以来，大多数乡镇企业已经完成了原始积累，有的已经具有相当的经济实力，甚至成为国内同行业中的龙头企业。乡镇企业的发展促进了农村经济和社会面貌的巨变，2005年乡镇企业从业人数占全国农村劳动力的比重达到26%左右。乡镇企业发展增加了农民收入，2006年乡镇企业累计支付劳动者报酬10800亿元，同比增长10.8%，农民人均从中获得1100元，比上年增加了97元，从乡镇企业获得的收入占农民人均纯收入的34%左右。乡镇企业发展促进了区域经济协调发展，乡镇企业是我国县域经济的主体，一般占县域经济总量的70%左右，有力地拉动了当地经济快速增长。但也应看到，乡镇企业在依靠大量消费能源，推动了农村经济增长的同时，也使农村经济增长越来越靠近资源和环境条件的临界值。乡镇企业"三废"排放量大，污水、工业废渣、二氧化硫、烟尘、工业粉尘排放量还有上升势头，严重污染了农业（村）环境。

二、乡镇企业的污染表现

乡镇企业虽然为满足农村产业转型和增加农民收入起到了一定的作用，但是大部分乡镇企业集约化生产水平不高，技术力量薄弱，能耗高，行为短期化特征突出，对生态环境构成一定危害。乡镇企业在充分利用廉价的劳动力、充沛的资源与宽松的管理环境发展起来后，也带来了水污染、固体污染、大气污染、噪声污染和放射性污染等生产性污染。

1. 废水污染　乡镇造纸厂产生的废水生物化学耗氧量大、悬浮物多、含碱量高。乡镇小矿场在开采矿石、淘沙进程中产生大量的污水，重金属流淌造成对河流和农田的污染。大多数乡镇煤矿企业没有水处理装置，选矿废水不经任何处理随意排放，污染了水质和土壤。乡镇食品加工厂、面粉厂等，产生的污水里含有大量的悬浮物和含氮有机物，乡镇小化工厂排放的污水数量大，各种有害化学元素未经处理，而直接排放出来，形成有机质污染、无机质污染、有毒物质污染、富营养化污染、油类污染、热污染及病原微生物污染，直接关系到当地群众的生命安危。以至于"农村有3亿多人口饮水不安全，其中约1.9亿人饮用水有害物质含量超标，6300多万人饮用高氟水，200万人饮用高砷水，3800多万人饮用苦咸水。而且饮用水有害物质超标还有增加的趋势"。

2. 固体废弃物污染　乡镇采矿企业产生的矸石、废石和尾矿，直接倾倒到洼地农田，甚至倒入湖泊与江河，造成水体污染。乡镇企业在生产和加工过程中排放的带有小颗粒的烟尘中含有大量的有害物质，以及固体废物中的尾矿、粉煤灰、干污泥和垃圾中的尘粉直接排放到大气中，对环境和人体造成极大的危害。矿山在开采过程中都不同程度地引起地表下沉塌陷、岩体开裂、山体滑坡等地质环境问题。受工业"三废"污染的耕地面积达1.5亿亩，占全国耕地的8.3%。

3. 废气污染 我国大气污染物以烟尘和 SO_2 为主的煤烟型污染，85%的 CO_2，60%的 NO_2 来自煤的燃烧。乡镇企业的能源利用结构中煤占绝大部分，成为大气污染的主要源头。乡镇炼硫厂、炼焦厂、炼铝厂、化肥厂、水泥厂、砖瓦厂和陶瓷厂等在生产过程中排放的气体含有程度不同的二氧化硫等有害气体，再加上城市工业废气排放，导致全国近 1/3 的城市人口生活在严重污染的空气环境中。

4. 噪声污染 噪声污染是一种无形的环境污染，具有局部性、暂时性和多发性的特点。有些乡镇企业靠近居民住宅区，机器开动和建筑施工震耳欲聋的轰鸣声，以及产生一定程度的振动，引起周围居民产生不同程度的头晕、头痛、失眠、嗜睡、易疲劳、激动伴有耳鸣、听力减退等。孕妇长期处在超过 50dB 的噪音环境中，会使内分泌腺体功能紊乱，并出现精神紧张和内分泌系统失调。严重的会使血压升高、胎儿缺氧缺血，导致胎儿畸形甚至流产。

乡镇企业"三废"在陆地环境中的堆积和不合理处置，直接引起周边土壤中污染物的累积，进而引起植物、动物等生物体的累积。农村在工业化过程中所付出的环境代价是非常巨大的。虽然一些地区治理了危害一方的污染企业，如宁夏固原市彻底取缔了影响甘肃静宁县居民饮用水水源地的固原王恒造纸厂；浙江省对造成 500 多名儿童铅中毒的长兴县蓄电池行业进行了集中整治，关闭了 115 家没有治污能力的企业；江西省取缔了南昌县蒋巷镇 5 家非法小炼油企业，解决了影响师生学习生活问题等，但由于利益驱动和地方保护主义作祟，仍有很多污染严重的乡镇企业有死灰复燃之势。

三、治理乡镇企业污染的对策

1. 技术创新和减少污染排放

许多乡镇企业主要从事传统产业，容易造成对农村环境的破坏，严重影响到农村的可持续发展。对乡镇企业发展过程的污染危害问题，从根本上来说要靠科技进步和技术创新。通过技术创新实现企业层面的污染排放最小化，区域层面的工业生态系统内、企业间废弃物的相互交换，以及整个社会层面的物质和能量的再利用。科学技术是推动乡镇企业发展的最活跃、最关键的主导因素，是建设环境友好型社会的根本动力。日益突出的资源环境瓶颈问题，迫使乡镇企业放弃已往高开采、高利用、高排放的粗放式发展模式，通过科技手段解决经济增长与资源消耗、工业化与环境污染之间的矛盾。

科技进步能减少对物质资源的依赖，加速新材料的开发、资源的循环利用，并减少人类对矿产资源的消耗。"十五"期间，我国科技进步对农业增长的贡献率提高，农业装备水平显著提高，耕种收综合机械化水平达75%。乡镇企业的产业发展应结合社会主义新农村建设的整体目标，充分利用农业产出物综合利用技术、农村清洁生产技术、农村环境污染综合治理技术、农村水资源综合利用技术、农村生物质能综合利用技术、节水农业技术、节能技术、节土技术、生态农业技术，促进乡镇企业经济增长方式的转变，大力发展循环经济，倡导生产和消费流程的减量化、再利用和资源化，达到保护生态环境的功效。

在构建环境友好型社会的过程中，乡镇企业必须以改进农村生活环境为目标，高度重视适用技术的组装、集成或推广应用，研发生产中的清洁、节能术以及产品的回收、安全处置与再利用等方面的科学技术。对于资源过度消耗，排放大量废物、废水、废气的乡镇企业，要实行"开源"、"节流"式技术创新。开源创新体现在提高资源供给、替代和高效综合利用能力，如加强对共生、伴生矿产资源的开发，资源的多层次、综合性开发技术，能源的梯级利用技术，经济方便地开采低品位资源技术等。节流创新表现在减少资源消耗，使资源的加工、转换和循环使用过程达到高效率、少排放或"零"排放的技术。

2. 政府制度创新，强化监督管理

环境问题是外部经济性的产物。解决环境问题必须通过一系列政策、措施，将外部不经济性内部化。乡镇企业污染问题本质上是一个管理问题而不是经济问题。资源和环境是典型的公共品，只要环境资源对于经济个体是可以免费或者低价格获得，就会产生负外部性。这种价格机制的失效必然导致环境资源的浪费和破坏，滥用环境资源的乡镇企业并不付费。因为市场经济本身不具有保护资源和环境的责任，只有政府才能通过经济和法律手段纠正市场对保护环境的偏差。在国家奖惩分明的资源利用和环境保护的管制制度下，乡镇企业使用节约资源技术、保护环境更具有约束力和积极性。

3. 社会观念创新，提高环保意识

市场力量与政府力量最终仍无法从根本上解决环境污染问题，只有凭借社会力量，即通过公众群体的努力，才能使环境保护真正发挥出社会自主的力量。环境保护是每一个社会成员应尽的职责，同样也是应尽的义务。每一个社会成员都有权监督污染单位的排污行为，督促政府采取措施使排污单位做到污染成本内部化。通过政府、市场与社会的多方努力，并且实施以市场机制为基础的政策措施，才能使环境保护制度真正趋向成熟。

4. 教育先行，重在健康教育

教育对农村社会提高环保意识不仅是一个不可替代的因素，而且是能够减少环境污染的可靠手段。教育和科技水平提高了，农村社会环保意识就会相应提高。具体做法是：将农村九年制义务教育与职业技术教育结合起来，开展多种形式的职业培训，逐步建立起职业培训与农民就业相衔接的机制。以科技特派员、专家大院、农技为重点，推广一批农村科技服务创新机制和新模式。以专业技术协会和农村区域成果转化中心为重点，培育一批农村科技服务中介，把以大学和科研院所为主体的农村科技服务体系建设作为重点，建设一批农村科技服务示范体系。

5. 要加强并完善乡镇企业环境污染控制的法制建设

根据各地生产力发展水平、管理水平和自然环境特征的差异性，对不同地区、不同行业、不同类型的乡镇企业，允许采取符合当时当地实际情况的政策与措施。建议国务院尽快颁布《乡镇企业环境管理条例》，制定实施导则和细则，针对乡镇企业排污特点，尽快研究、制定乡镇工业污染物排放标准。根据乡镇工业的发展规律和污染危害等的差别和特点，尽快研究、制定乡镇企业排污收费条例。为防止引进项目的污染转嫁，以及针对城市污染向农村扩散的情况，尽快研究、制定控制污染向农村转移的有关规定。

6. 采取"台阶式"的经济技术政策和对策

对不同生产水平的乡镇企业，执行不同行业的技术规定和不同等级的技术标准。通过有效的经济措施，促使乡镇企业积累资金。继续推行"星火计划"，用科技进步推动乡镇企业逐步向现代化企业过渡、发展。

7. 加强宏观控制，做好省、市、区的环境保护控制规划

由政府综合部门牵头，有关职能部门参加，划出生态敏感区，并通过一定程序，报当地人大审议，颁布执行。必须确保生态敏感区范围内的自然保护区、居民区、水源保护区、风景旅游区、温泉疗养区、名胜古迹、科学史迹等不受乡镇企业的污染危害。

8. 特别要重点保护水源，尤其是地下水水源

对危害、威胁城乡水源地的乡镇企业，严格限期实行关、停、并、转、迁。

9. 结合产业政策和产业结构调整，做好县级与乡（镇）级的环境保护规划，重点制定乡镇企业环境污染治理规划

首先解决污染大户的问题。利用当前全国调整经济结构的时机，对现有的乡镇企业产业结构及产品结构，进行有利于环境保护的调整工作。建议各级政府，在今年内，对各地区所辖范围内

的乡镇企业，进行一次调整。对其中严重污染和破坏环境的乡镇企业，采取果断措施。

10. 根据各地具体情况，建立健全乡（镇）政府、乡镇企业的环境目标责任制。分期分批地在全国范围内，解决乡镇一级环境保护机构和环保员的编制，并制定有关职责规定。为加强乡镇一级的环境监督管理和执法，提供组织上的保证

总之，乡镇工业及其它乡镇企业的污染防治对策：一靠政策，二靠管理，三靠技术。通过全国上下的共同努力，乡镇企业对农村环境的污染趋势，才能得到基本控制。

第六章 村镇规划卫生和住宅卫生

村镇是村庄和集镇的总称。村庄是指村民居住和从事生产活动的聚居点；集镇是指由集市发展而成的作为一定区域经济、文化和生活服务中心的聚居环境。村镇是与大自然最亲近的人居环境。随着社会主义新农村建设的不断深入，人们对环境质量、文化卫生、建筑美学的要求也在不断提高，对村镇进行卫生规划已经迫在眉睫。

第一节 村镇缺少卫生规划的危害

在村镇建设中不考虑进行卫生规划，必将对人们的生产和生活造成很多的危害。例如：建筑物密度过高，街道狭窄，庭院通风不良，就会使室内缺乏阳光和清洁空气。人口密度过大，户外活动场地不足，绿化面积减少。在这种环境中居住生活的人抗病能力降低，发病率、死亡率上升，传染病的发病率增加。这些不良的环境与污染还会导致新生儿畸形和肿瘤发病率的增高。由于我国村镇建设缺乏合理的卫生规划，导致村镇中工副业排放的废水、废气、废渣对环境造成严重污染，不仅直接影响农业生产的效益，还会影响到农产品、牲畜和人们的身体健康。

根据卫生部门对现在的一些村镇进行监测和分析，或多或少存在着不符合卫生要求的地方，有些问题还比较严重。

出现这些问题的原因是多方面的。一方面，我国现存的村镇，很大部分是随着生产的发展，人口的增加而不断发展的，没有进行过全面的规划，更没有卫生规划。这些村镇一般是狭窄、拥挤、肮脏，生产场所和生活居住建筑混杂布置。今天的农村经济已不同于以往单纯的农业经济，而是工、农、林、牧、副、渔全面发展。原来村镇的范围、建筑物规模都已不能适应需要。另一方面，有关人员对村镇卫生规划的重要性和必要性认识不足，重视不够。

针对这些原因,在旧村改造和新村建设中,广大农村干部和群众应深刻认识卫生规划的重要性,了解到不抓卫生规划,会使环境污染越来越重,严重影响生产、造成浪费,同时也会危害身体健康,甚至贻误子孙后代。

第二节 村镇规划卫生

规划卫生就是卫生部门从预防为主,保护居民身体健康和保护村镇自然生态平衡的目的出发,根据有关卫生标准和要求,结合当地自然条件,对建设部门制订的总体建设规划提出建议。对村镇进行卫生规划是村镇规划的有机组成部分,是卫生部门对村镇规划开展的一项预防性卫生监督审查工作,也是保障居民能够生活在健康、优美环境中和防止环境受到污染的根本措施。村镇卫生规划要解决村镇中哪些工厂应建在什么地方符合卫生的要求,哪些工厂不应建,应采取些什么防护措施;村镇中的建筑哪些不符合卫生的要求,可能对人体健康造成危害,如何建造才能避免这些问题等。

一、村镇规划的原则

村镇规划的原则是:全面规划、合理布局、节约用地、统筹安排、有利于可持续发展。村镇规划应以县的区域规划为依据,根据国民经济发展计划和当地自然资源条件,对土地利用、水利、交通和村镇居民点的分布等作出全面的规划,并对山、水、田、林、路、村作出统一规划,根据有利生产、方便生活的要求,远期与近期相结合,使村镇建设与农工商、文教卫生和公共服务设施的建设结合起来,以提高农村的物质文化生活水平和卫生条件。

村镇是地方民族特色的发源地和传承载体,规划设计应突出农村特点和地方风格,创造具有特定景观及文化内涵的村镇空间。在村镇规划中，要合理利用土地，并把保护区域生态环境作为重要内容，以促进村镇社会、经济、文化、环境、生产、生活的可持续发展。

二、村镇的总体规划

（一）规划的基础资料

村镇规划前需要收集的基础资料，应着重调查农业（包括林、牧、副、渔业）、工业、贸易、交通运输等经济发展计划，并收集群众对居民点分布和规划的要求。

政府所在村的规划期人口总数可按当地自然增长率并根据各部门发展计划预测拟迁进或迁出的人口数来推算。各村镇居民点的人口数可结合居民点分布和并迁规划，基本按照自然增长率推算。由于城市化的影响，农村人口向城市流动，可能造成有的村镇人口逐渐减少，村镇规划应注意这一特点。

（二）村镇的规模

在编制村镇的总体规划时，首先要确定村镇的性质和发展规模。村镇的性质是指在一定区域内村镇在政治、经济和文化等方面所担负的任务和作用，即村镇的个性、特点、作用和发展方向。村镇规模是指村镇人口规模和用地规模，受村镇性质与经济结构、人口规模、自然地理条件和村镇布局特点等影响。作为全镇政治、经济和文化中心的集镇，其形成和发展往往有历史、交通、资源、商业等方面的原因和条件，规划时一般都利用旧镇进行适当改建和扩建。规划中还应配置较完备的公共建筑、道路交通、电讯工程、给水排水、垃圾粪便处理等卫生设施。

（三）村镇用地选择

村镇用地对居民健康的影响是长远的，选择合适的村镇用地，对保障居民的身体健康有十分重要的意义。村镇选择用地时，包括原址的改建、扩建和选地新建，首先对当地及周围地区的气候、地形、土壤、水等自然条件、环境状况、居民健康状况加以分析研究，做出卫生评价，提出对策。然后，根据村镇性质、远景规划、人口发展作为主要卫生学依据。在用地选择时要注意以下几点：

1. 用地应首先选择对原有村镇、集镇的改造，新选用地要选择自然景观较好、土地未受污染或污染已经治理，并充分利用荒地，尽量少占或不占耕地。

2. 居民点用地要求地势高燥、地下水位离地面至少 1.5m，远离沼泽、不受洪水淹没。

3. 村镇用地必须避开地方病高发区、严重自然疫源地，必须避开强风、山洪、泥石流等的侵袭。

4. 村镇应选在有水质良好、水量充足、便于保护的水源的地段。

5. 地形背风向阳，最好向南或东南倾斜，有 $0.5°\sim2°$ 的坡度，以利日照和排水。

6. 住宅建筑应布置在村镇自然条件和卫生条件最好的地段，各居民点之间以及与乡、县之间交通方便，但要避免过境交通穿越居住区。

7. 要有足够的住宅建筑用地，其中应有一定数量的公共绿地面积和基本卫生设施。

8. 住宅用地与产生有害物质的村镇工副业、饲养业、交通运输及农贸市场等场所之间应设卫生防护距离。

三、村镇的功能分区

村镇用地要按各类建筑物的功能划分合理的功能区。功能接近的建筑要尽量集中，避免功能不同的建筑混杂布置。

1. 居住区。包括各户住宅基地、院落、公共建筑、绿地和各户间通道，应布置在村镇自然条件和卫生条件最好的地段。居住区与产生有害因素的乡镇企业、农副业、饲养业、交通运输及农贸市场等场所之间应设立一定的卫生防护距离和绿化地带。

2. 工副业区。指各种工厂、农副产品加工和副业生产用地。对环境影响较大以及易燃易爆和排放三废较多的工厂应设在专门的工业区内，并位于当地主导风向的下风侧、河流的下游。对排放的污染物应采取必要的治理措施。为农业服务的农机修配等厂，可设在居民点边缘靠近农田的地点；为农副产品加工的工业，如榨油、碾米、面粉等厂应靠近农产品仓库；为居民生活服务的工业，如食品加工、修配、服装厂等，可分设在居住区内。

3. 饲养区。家禽、家畜和奶牛等饲养场应配置在居民点外围，居住区下风侧和河流下游。禽畜粪便应有综合利用和处理措施，例如堆肥或用于发生沼气等。

4. 农业生产区。应规划各种农用仓库、打谷场、役用牲畜棚、拖拉机站和运输车辆车库等的用地。

此外，根据具体情况还可设风景游览点和公墓等用地。

四、村镇规划卫生

村镇规划应考虑到建设能够利用太阳能、沼气等能源、给水排水、粪便垃圾的无害化处理等关系村镇生存环境的基础设施。

（一）生活饮用水应尽量采用水质符合卫生标准、量足、水源易于防护的地下水源，给水方式应尽量采用集中式给水并用管道供水到户。以地面水为水源的集中式给水，必须对原水进行净化处理和消毒。应逐步建立和完善适宜的排水设施，工厂和农副业生产场所的污水要进行处理，符合国家有关标准后才能排放，村镇卫生院传染病房的污水必须进行处理和消毒。

（二）要结合当地条件，建造便于清除粪便、防蝇、防臭、防渗漏的户厕和公厕，根据当地的用肥习惯，采用沼气化粪池、三格化粪池、粪尿分集池、高温堆肥等多种形式对粪便进行无害化处理。在接近农田的独立地段，合理安排足够的粪便和垃圾处理用地。机动车道应避免穿越住宅区，以保证住宅区交通安全和不受噪声等污染。

（三）农村中每人用地面积可采用比城市较宽的定额，建筑密度和人口密度也可相应降低。农村住宅的特点是每户有一个院落，以满足农民日常生活和家庭副业的需要，应规划出不同于城市小区的院落特色。居住区内应有一定数量的公共绿地面积和基本卫生设施，绿地布置要均衡分布，把宅旁、路旁的绿地与村旁的果园和田地等连接起来。

（四）村镇公共建筑设施要根据居民点的性质和规模，配置行政管理、文化教育、医疗卫生、商业服务、公用事业等设施，并按照各自的功能合理布置。学校应设于居民点边缘比较安静的地段，并有足够的运动场地。托儿所、幼儿园应靠近居住区，远离河、湖、池塘，应各有分隔的空地并进行绿化，供儿童户外活动之用。卫生院（室）应设在靠近次要交通道路的独立地段上。

（五）给、排水的卫生规划。水是人类重要的外界环境之一，村镇附近一定要有水量充足、水质良好的水源。不能满足这一条件的村镇，例如在严重干旱和缺水地区，在改建和扩建时，最好考虑另选新址。在我国还有一些地区水中氟、砷含量过高，长期饮用会引起氟、砷中毒症，严重危害居民健康。这些村镇的居民，对饮用水要采取降砷、降氟措施，或另找合适的水源。

村镇在规划给水设施时，要按国家颁布的《生活饮用水卫生标准》进行全面规划。水源根据当地具体情况，优先选用地下水。水源水质一定要经过当地卫生防疫部门检验。

（六）道路、绿化的卫生规划。村镇道路直接关系到村镇环境的整洁、美观和安静，关系到建筑物的朝向、日照、通风与微小气候。道路的走向应有利于村镇的通风，也要有利于防止和减弱风暴、寒风的侵袭。这是改善村镇环境利于调节小气候的重要措施。如夏季炎热的南方村镇或位于低洼的盆地村镇，主要道路的走向应顺着夏季风向的主导方向布置；邻近湖海或山区村镇，道路的走向最好能使湖海上的微风或山谷中的凉风吹入，形成穿堂风，以利驱散炎热的空气；寒冷多风沙的地区或空旷的草原，道路走向与主导风向应有一定的倾斜角度，最好是垂直布置，使风沙被建筑物遮挡，以减弱进入村镇的风速。

村镇道路的走向还应使邻街的建筑物获得良好的阳光照射。在住宅密集的地区，道路走向应有利于邻街建筑物获得较多的日照，且在雨后或雪后地面易于干燥。同时还要注意道路整体环境面貌，加强绿化建设。如道路绿化、公路绿化和防护绿化，不仅可防风、防尘、防噪音，调节气候，还能改善环境面貌，美化村镇，使居民能有一个良好的生活和工作环境。

第三节 村镇规划卫生标准

一、与村镇规划有关的法律依据

村镇规划作为社会系统中的一个组成部分，必须遵守所涉及的社会因素有关的法律法规，才能全面保证村镇规划行为和程序的合法性，也才能真正实施村镇规划。与村镇规划相关的法规大致可以划分为四类。第一类是直接限定村镇规划行为发生作用的法规，如村镇规划作为行政行为起作用时所应当遵循的有关行政行为的权利和义务；第二类是与村镇规划内容的延伸或扩展相关的法规，如有关区域规划、村镇和集镇规划等；第三类是与村镇规划内容的组成要素直接相关的法规，如关于土地、房地产、环境保护、文物保护、风景名胜区以及市政工程、道路交通、园林绿化、防灾等相关的法规；第四类是与村镇规划实施相关的如计划管理、土地管理、工程管理等的法规。凡是与村镇规划行为所涉及的内容相关的法规，都可以归入到此类法规之中。其中，《土地管理法》、《环境保护法》与《村镇和集镇规划建设管理条例》有着密切的相互衔接和协调关系。

上述各类法规主要是从社会关系角度确立村镇规划的合法性，但村镇规划不仅是一项政策性、社会性、综合性很强的行为，又是一项运用性和实践性很强的行为，其本身包含有极强的技术内容，必须有协调统一的技术规范从具体技术手段上来保证村镇规划的合理性。技术规范是对一些基本概念和重复性的事物进行统一规定，以科学、技术和实践经验的综合成果为基础，经有关方面协调一致，由行业主管部门批准，以特定的形式发布，作为共同遵守的准则和依据。技术规范的实际效力相当于技术领域的法规，其本质上是技术或行业主管部门以科学、技术和权威性的语言、正式的记录，事先规定在本技术领域或行业中普遍适用的规则。

村镇规划技术规范在技术上可直接操作，它用来协调处理与村镇中各类相关的建设技术标准（如交通、市政设施、文教体卫、环保、消防等）的相互关系，对村镇规划的基本内容在技术上确定最基本的限度或合理范围，以保证村镇规划编制和实施的质量，因此在村镇规划过程中具有特别重要的意义。村镇规划技术规范包括《村镇规划标准》、《村镇规划卫生标准》等。

二、村镇规划的卫生监督

为了向居民提供优良的人居环境，卫生部门参与村镇规划的制定，对村镇建设实行预防性卫生服务和监督是完全必要的。应协同有关部门在村镇规划中贯彻环境卫生学的要求，为提供人类生存所需的最佳环境起到根本的作用。

在对村镇规划进行卫生监督时，卫生部门首先应会同有关部门通过现场勘查和调查研究，收集当地自然条件和社会经济的资料，并了解城市的形成历史和今后发展目标、人口变迁和分布、现有功能分区和各项基础设施、绿地系统及公共服务设施的资料。卫生部门应重点掌握当地的环境质量和存在问题，以及居民中地方病和其它与环境因素有关的疾病和健康状况。村镇规划涉及面广、综合性强，故卫生技术人员应该熟悉国家有关政策法规、卫生标准和卫生要求。同时，要全面掌握和运用环境卫生学主要内容和知识以及看图法等基本技能。

村镇规划的预防性卫生监督主要是对规划部门编制的规划文件和图纸进行卫生审查。卫生部门应对村镇总体规划和各阶段的规划方案、具体的详细规划和各专项规划从选址、设计到实施进行审查，并提出意见和建议。最好是卫生部门参与到村镇规划工作中，与有关部门自始至终一起研究、讨论和制定规划方案，提出村镇规划的有关卫生标准和卫生要求，并落实到规划方案中。

村镇规划的预防性卫生监督的主要内容是：

1. 规划的用地选址是否符合卫生要求；规划的工业区和居住区用地以及今后发展的备用地能否满足经济、社会的发展和预期人口规模的需要。

2. 城镇功能分区和各区的相互配置是否考虑当地自然条件和卫生要求；是否充分利用当地有利自然因素和防止不良自然因素的作用；工业区与居住区之间是否设置卫生防护距离和绿化地带。

3. 居住区和居住小区的规模是否合适；建筑密度、人口密度、绿地面积等是否能保证环境质量；居住区的建筑群布置、绿化、公共服务设施是否合理。

4. 饮用水源的选择及其卫生防护，给排水系统的发展规划；生活污水、工业废水、工业废渣、垃圾、粪便的收集、运输和处理设施的规划是否合理。

5. 绿地系统规划是否合理。

6. 道路交通规划能否满足需求并避免交通噪声对居住区的影响。卫生部门在村镇建设过程中应进行经常性卫生调查，分析研究村镇规划和建设中存在的卫生问题及其对环境质量和人群健康的影响，积累资料，提出改进意见，供有关部门修订或调整总体规划时参考。

附录：

村镇规划卫生标准
【GB 18055—2000】

前 言

本标准的全部技术内容为强制性。

为贯彻"预防为主"的方针，控制天然和人为的有害因素对人体健康的直接和间接危害，充分利用有益于身心健康的自然因素，为村镇居民提供卫生良好的生活居住环境，保障身体健康，特制订本标准。

本标准从2001年1月1日起实施。

本标准由全国爱国卫生运动委员会、中华人民共和国卫生部提出。

本标准负责起草单位：中国预防医学科学院环境卫生监测所、辽宁省卫生防疫站、江苏省卫生防疫站、吉林省卫生防病中心、北京医科大学、上海医科大学、南京铁道医学院、湖北省卫生防疫站、常州市卫生防疫站。

本标准主要起草人：徐方、戴玉林、庄爱民、徐东方、李孟春、王冠群、宋伟民。

本标准由卫生部委托技术归口单位中国预防医学科学院环境卫生监测所负责解释。

村镇规划卫生标准
Health Standards for Township-Village Planning

1 范围

本标准规定了村镇规划卫生的基本原则、要求和住宅用地与产生有害因素企业、场所之间的卫生防护距离。

本标准适用于县以下的集镇（不含县城镇）和不同规模村镇的规划与建设，也适用于已编制的村镇规划的卫生评价和旧村镇的扩建和改建。

2　引用标准

下列标准所包含的条文，通过在本标准中引用而构成本标准的条文。本标准出版时，所示版本均为有效。所有标准都会被修改，使用本标准的各方应探讨使用下列标准最新版本的可能性。

GB 9981-88　《农村住宅卫生标准》

GB 7959-87　《粪便无害化卫生标准》

3　标准内容

3.1　村镇用地的卫生要求

3.1.1　村镇规划用地应首先选择对原有村镇、集镇的改造，新选用地要选择自然景观较好、向阳、高爽、易于排水、通风良好、土地未受污染或污染已经治理或自净、放射性本底值符合卫生要求、地下水位低的地段，并充分利用荒地，尽量少占或不占耕地。

3.1.2　村镇用地必须避开地方病高发区、重自然疫源地，必须避开强风、山洪、泥石流等的侵袭。

3.1.3　村镇应选在有水质良好、水量充足、便于保护的水源的地段。

3.2　村镇各类建筑用地布局的卫生要求

村镇用地要按各类建筑物的功能（例如住宅、工业副业生产、公共建筑、集贸市场等）划分合理的功能区。功能接近的建筑要尽量集中，避免功能不同的建筑混杂布置。对旧区的布局，要在充分利用的基础上逐步改造。

3.2.1　住宅建筑用地

3.2.1.1　住宅建筑应布置在村镇自然条件和卫生条件最好的地段；选择在本地大气主要污染源常年夏季最小风向频率的下风侧和水源污染段的上游。

3.2.1.2 要有足够的住宅建筑用地，其中应有一定数量的公共绿地面积和基本卫生设施。

3.2.1.3 住宅设计要符合农村的住宅卫生标准（GB9981-88），并使尽量多的居室有最好的朝向，以保证其良好日照和通风。

3.2.1.4 住宅用地与产生有害因素的乡镇工业、副业、饲养业、交通运输及农贸市场等场所之间应设卫生防护距离。

3.2.1.5 卫生防护距离标准见表1。

表1

产生有害因素的企业、场所和规模		卫生防护距离（m）
养鸡场（只）	200～10000 10000～200000	100～200 200～600
养猪场（头）	500～1000 10000～25000	200～800 800～1000
小型肉类加工厂（吨/年）	1500	100
小型化工厂（吨/年） 排氯化工厂用氯 磷肥厂 氮肥厂	600 40000 25000	300 600 800
冶炼厂（吨/年） 小钢铁厂 铅冶炼厂	10000 3000	300 800
交通 铁路 一～四级道路 四级以下机动车道		100 100 50

续表

产生有害因素的企业、场所和规模	卫生防护距离（m）
镇（乡）医院、卫生院	100
集贸市场（不包括大牲口市场）	50
粪便垃圾处理场	500
垃圾堆肥场	300
垃圾卫生填埋场	300
小三格化粪池集中设置场	30
大三、五格化粪池	30

注：
(1) 卫生防护距离系指产生有害因素的企业、场所的主要污染源的边缘至住宅建筑用地边界的最小距离。
(2) 在严重污染源的卫生防护距离内应设置防护林带。
(3) 养鸡场、养猪场和肉类加工厂应采用暗沟或管道排污，应设置不透水的储粪池，最好就近采用沼气或其它适宜的方式进行无害化处理。
(4) 凡生产规模不足或超过本标准规定的上述企业（场所）或其它特殊情况者，其卫生防护距离由当地卫生监督部门参照本标准确定。

3.2.2 工业、农副业用地应布置在本地夏季最小风向频率的上风侧，污染严重的工、副业要布置在离住宅用地的最远端。

3.2.3 公共建筑用地

3.2.3.1 公共建筑主要指行政管理、教育、文化科学、医疗卫生、商业服务和公用事业等设施，上述设施应按各自功能合理布置。

3.2.3.2 中、小学校要布置在安静的独立地段，教室离一～四级道路距离不得小于100m。

3.2.3.3 医院、卫生院应设在水源的下游，靠近住宅用地，交通方便，四周便于绿化，自然环境良好的独立地段，并应避开噪声和其它有害因素的影响,病房离一～四级道路距离不得小于100m。

3.2.4 集贸市场

3.2.4.1 集贸市场要选在交通方便、避免对饮用水造成污染的地方。

3.2.4.2 集贸市场要有足够的面积,以平常日累计赶集人数计,人均面积不得少于 $0.7m^2$,其中包括人均 $0.15m^2$ 的停车场。

3.2.4.3 集贸市场必须设有公厕,应有给排水设施,有条件的地方应设自来水,暂无条件者,应因地制宜供应安全卫生饮用水。

3.2.4.4 市场地面应采用硬质或不透水材料铺面,并有一定坡度,以利清洗和排水。

3.3 道路

一～四级道路应避免穿越村镇,机动车道应避免穿越住宅区,以保证住宅区交通安全和不受噪声等污染。

3.4 给水、排水的卫生要求

3.4.1 村镇给水应尽量采用水质符合卫生标准、量足、水源易于防护的地下水源,给水方式尽量采用集中式。以地面水为水源的集中式给水,必须对原水进行净化处理和消毒。

3.4.2 村、镇应逐步建立和完善适宜的排水设施、镇(乡)医院、卫生院传染病房的污水必须进行处理和消毒。

3.4.3 工厂和农副业生产场所要对本厂(场、所)的污水进行适当的处理,符合国家有关标准后才能排放。

3.5 粪便、垃圾无害化

要结合当地条件,建造便于清除粪便、防蝇、防臭、防渗漏的户厕和公厕。按《粪便无害化卫生标准》(GB 7959-87)规定,根据当地的用肥习惯,采用沼气化粪池、沼气净化池、三格化粪池、高温堆肥等多种形式对粪便进行无害化处理。在接近农田的独立地段，合理安排足够的粪便和垃圾处理用地。

第四节 村镇住宅建筑设计中的卫生问题

一、住宅建筑和人体健康息息相关

住宅是人们生活环境的重要组成部分，住宅的卫生状况的好坏与人们的健康关系十分密切，它不仅影响一代人的健康，还可影响到数代人的健康。人的一生约有1/2是在住宅中度过的，儿童、老年人、家庭主妇、残疾人在室内的时间更长。住宅的卫生直接影响居民身体健康，对儿童的生长发育影响更大，例如，长期生活在阴暗潮湿住宅内的人，容易患感冒、气管炎、咽炎、扁桃体炎、风湿病等。日照不足的居室缺少紫外线，不能有效杀死室内的病原微生物，在这种居室内生活，容易患这些病原体引起的疾病，儿童易患佝偻病，引起生长发育不良。居民区的人口密度过大，建筑密度过高，致使住宅通风不良，人们在户外活动的时间和场所减少，这些地区居民抵抗疾病的能力降低，容易引起各种传染病的发生和流行，特别是呼吸道传染病，如肺炎、肺结核、麻疹、百日咳、猩红热、白喉等。实际的现场调查证实：住宅条件的优劣，对居民的患病率及平均寿命都有明显的影响。

二、农村住宅存在的问题

我国传统的农村住宅人均居住面积虽然不低，但存在许多问题，主要表现以下三个方面：

一是规划滞后，农宅建设无章可循。专业性的农村宅基地规划和土地利用规划，只在20世纪80年代中期系统地搞过一次，当时规划区面积比较小，到了90年代初就已基本用完，后来乡村批划的农宅建设用地基本没有规划可循，有些地方出现乱修乱建问题。

二是封建迷信思想禁锢了一些群众的头脑，把农宅建设引入了畸形发展的怪圈。在农村，许多人家修宅建房都要讲风水，请风水先生定朝向，造成庄基东扭西歪、参差不齐，道路东弯西拐、曲折交织，农户院内房屋布局也普遍比较零乱，宅基、道路之间留出许多空地无法利用。一些地方农民建房时要掘地三尺，取土筑墙盖房，人为造成宅基低洼，水路道路不畅。

三是少数乡村管理指导不力，致使农村住宅建设呈现无序状态。在一些乡村，群众认为修庄基盖房只是自己的事，乡村只划拨宅基地，基本没有进行什么引导和管理，使农户住宅建设处于一种自由发展的无序状态。

规划滞后，建设失控，农宅建设长期处于低水平状态，造成了土地浪费、功能缺失等问题，给农民生活带来了诸多不便。

一是布局分散零乱，严重浪费了土地、供电、供水及道路、教育、医疗、通讯等各类资源。农村村镇普遍规模较小，农户居住分散，庄基布局零乱，曲折交织的道路、水路及庄基周围的隙地严重浪费了土地资源。分散零乱的村镇里，道路、水路、电路等基础设施利用率较低，农村教育、医疗、通讯功能设施的覆盖半径较小造成了很大的浪费。

二是缺乏指导，功能缺失。传统的农村住宅主要以家庭生活居住为主，没有明显的功能分区，发展养殖、种植的空间很小，普遍不符合科学养殖的要求，绝大多数住宅不具备经营功能。在设计上，普遍存在着自然采光不良，窗户和地面面积过小，室内空气中灰尘和细菌含量超标，冬季室内温度低，夏季室内温度高，湿度大等问题。在村镇建设中应改变用小窗户、高窗户、不开后窗的传统陋习，用来改善室内的自然采光、日照和通风条件，同时逐步改善农村居民的燃料结构，提倡利用沼气、太阳能等新能源，提高室内的空气质量。另一方面要防止不从生活实际需要出发，建房时互相攀比，单纯追求层高和面积，形成所谓"高、大、空"的住宅，造成土地和资金的浪费。

三是脏、乱、差问题严重，村容村貌不整洁。传统的农村住宅，普遍没有将养殖区与生活区隔离开来，卫生条件差，容易引发人畜共患疾病；整个村镇的环境卫生条件差，垃圾、柴草、农家肥随处堆放，农村污染成了被遗忘的角落，村镇脏、乱、差的问题一直未得到有效解决。

第五节　如何建造农村住宅

如何选建农村住宅？当你要准备建房时，首先你要决定是旧房改扩建还是移地新建。两种类型各有有利及不利的方面。

一、旧房改扩建

旧房改扩建的有利方面表现为：

1. 村镇一般说来都是经过长期历史发展形成的，具备一些好的建设条件，如周围环境较好，气候优越，避风、近水，向阳，地势高爽，排水顺当，交通方便。

2. 原有房屋近期内有的仍可继续使用，可节省开支。

3. 可以根据你的经济实力，改造和新建结合起来，或逐年改造，不必一次投入过多的钱财。

4. 不另占或少占耕地，可以充分利用旧房附近过去未利用的土地。

5. 从整个村镇的布局来看，显得灵活，可避免新址统一建设的单调，平淡的"兵营"模式。

但旧房改扩建也存在一些不利的方面：

1. 由于受到地形条件等限制、扩建的房屋基址不好安排。

2. 村民对原有村镇有种依恋，如果新建房屋在建筑风格，高度等方面和邻居住房协调不好，容易造成邻居不和。

3. 如果村镇过大，水源等可能产生紧张，同时村镇排水等趋于复杂，再加上容易造成远离生产地区，造成生活生产的不方便。

4. 有的老村镇本来环境条件就很差，如地面潮湿，通风不良等。

鉴于我国土地紧张，旧房或旧村镇改造应该成为近期内农村建房的主要方式。进行旧房或旧村镇改造时要注意以下几个问题：

1. 要处理好与邻居的关系。邻居在长期的共同生活中逐渐建立了感情，大家低头不见抬头见，感情融洽的邻居，在争吵和社会政治生活中都是重要的精神支柱。房屋的改造或扩建新建，都将在房屋高度、宽度等方面产生变化而对其他邻居产生影响，因此要与邻居共同商量决定。首先，新建房屋在布局上要与整个村镇的布局相协调，比如尽量不占用村民进出的必经之道，不要过多地挡住邻居房屋的视线，不要占用大家习惯了的水井等；其次由于改建并不是推倒后又建出原样子出来，人们生活水平提高，对房屋的空间、高度等都有了新的要求，因此邻居也要从大局着眼，更不可能用"冲了祖宗"或"把自己房屋的'气'压住了"或"破了风水"等迷信的东西来小题大作。

2. 要改变旧村镇的落后面貌。旧村的房子一般低矮，窗户小，光线条件较差。新建房屋窗户可开多一些、大一些；对通风不良的房屋，可考虑房屋与房屋之间隔出一定的空隙；潮湿的房屋可考虑垫高房基或深挖房基周围的排水沟。

3. 要利于防火。农村房屋一般是木结构，甚至木草结构，加上作物秸秆是大部分地区煮饭取暖的主要能源，许多堆放在房屋四周或房屋里面，很容易着火。一方面，村民们最好是把柴禾堆放在距房屋有一定距离的地方；另一方面，改造后的房屋之间一般应隔一米左右的距离，且要接近水源，以防火灾。

4. 要利于改善环境卫生条件。旧房的畜舍鸡窝和厕所一般与居住房分隔不好，新房要进行有效的分隔。旧村的废塘、废沟和洼地也是苍蝇蚊虫孳生地，要填平，符合卫生标准，减少发病率。

5. 要充分挖掘旧村镇的土地潜力，合理安排，节约土地。

旧村周围一般空地较多，利用这些空地建房可以大量地节约土地。

6. 村镇的面貌，卫生条件等关系到每个村民的生活和生产。许多涉及全村人的事情需要全村人共同努力。比如在村镇里开辟统一的道路网，做到平时地面无积水，雨天道路不泥泞；开挖排水沟，保持村内排水畅通，地面干燥，共同保护水源，在仍然吃稻田水或池塘水的村镇，应开挖水井。农村惯用大口井作饮用水源，应改为小口井，砌筑井口加设井盖，修好井台，井栏，以利饮水卫生。

二、选址新建

择址新建，其有利的方面是可以选择地形条件较好，通风好，排水畅，同时建筑风格、高度等与其它房屋没有冲突。但也存在着不利的方面：

1. 占用土地大，房屋占地不仅包括墙基的占地，四周绿化等，而老村改造可以利用原有的空地及绿化。同时旧房的基地多数不能及时还田，这就形成了新址旧址两处占地影响农耕面积。

2. 不能充分利用原有房基础，从基石到砖瓦等要花费更多的钱。

我国现在农村村镇选址的主要要求有：

(1) 住宅建筑应布置在村镇自然条件和卫生条件最好的地段；选择在本地大气主要污染源常年夏季最小风向频率的下风侧和水源污染段的上游。其中应有一定数量的公共绿地面积和基本卫生设施。

(2) 用地尽量使地势高爽、向阳，以保证居室有最好的朝向、日照和通风，地下水位低，地面要有一定的坡度。这样有利于排水、防潮、保持地面干燥，增强房屋的防腐能力，同时还可保持环境清洁，减少苍蝇蚊虫的孳生地。如果地势条件不理想，可以进行人工改善。许多老村依山傍水而筑，山上的雨水顺坡而下（即风水中的"淋头水"），一部分由沟渠汇走，一部分渗入地下，侵入房屋墙基，室内十分潮湿，长期居住会得风湿性疾病，严重的会发展到风湿性心脏病，扁桃体炎、咽喉炎的发病率也会增高。这种情况可以在房屋周围挖深沟排水，改善环境。

（3）地基要稳。首先要避开洪水、滑坡、泥石流、河道冲蚀等自然灾害袭击和威胁的地段。山区滑坡、泥石流和滚石发生迅猛，对村落危害严重。滑坡、泥石流大多是发生在岩层构造破碎带、强烈风化带，有软弱夹层的页岩、片岩、千枚岩等分布的地带，以及松散覆盖层较厚的山坡地带。这些地带构造错综复杂，断裂褶皱发育，岩层破碎，风化严重，岩层内部的平衡受到破坏，极易产生滑坡、泥石流、滚石。地形起伏大，斜坡陡壁，峡谷深沟也是滑坡、泥石流、滚石形成和发展的有利条件。在地震发生的地区，一方面房屋建筑要牢固，另一方面开阔平坦地形，平缓坡地上的建筑物震害轻，条状突出的山咀，高耸的山包、非岩质陡坡上的建筑物震害重，而位于滑坡、山崩、地陷地段的建筑物则常毁坏。其次对于房基的土层要考察，要注意土层的压缩性和分布是否均匀。压缩性过大，会造成房屋沉降过多；分布不均匀，会造成房屋的沉降差过大，引起房屋倾斜或房屋开裂。山区地基要注意有无岩洞或土洞。对黄土高原地区的湿陷性黄土地带，要注意它在水的作用下地基强度显著降低，变形急剧增加，引起房屋裂开和倾斜，在这种地区建房，一定要采取可靠的防水措施。对于北方季节性冻土地基，冬天冻结，夏天融化，冻则膨胀，失水收缩，对房屋会造成破坏，因此要加强排水措施。

（4）根据房屋建筑材料特点，利用有利地形抵抗自然灾害。一般使用钢筋水泥的房屋抗灾能力较强，可以较少地考虑地形的防风作用，如果是竹木结构或土坯，这类房屋抗风灾、暴雨的能力很弱，应选择在避风的地带。房屋一般不要建于山顶。

（5）建筑基址的土壤要清洁，要远离基地、尸岗和沼泽地带，禁止建在用有垃圾等污物填平的地基上，也尽量避免在污染源的常年主导风向的下风侧。在卫生上要尽量避免在地方病的高发区（指患有地性甲状腺肿、克汀病、克山病、大骨节病及地方性氟毒的高发地区）。严重的自然疫源地（有些以支物包括鼠类昆虫等传染源的疾病，如鼠疫、森林脑炎、流行性出血热等可不依人类而独立存在于自然界，有这类疾病的地区为自然疫源地）。布局居民点，如果必须在这些自然疫源地和疫区建房，要与当地卫生部门取得联系，采取必要的措施。

（6）生产、生活用水充足，水质良好。

（7）房屋要尽量避免被铁路、公路和高压输电线穿过的地区，也要避开已经探明有供开采的地下资源或有重要历史遗址的地方建房。

（8）住宅用地与产生有害因素的乡镇工副业、饲养业、交通运输及农贸市场等场所之间应设卫生防护距离。

三、决定住宅卫生质量的要素

（一）规模

住宅的规模主要由容积，即面积和层高决定。住宅的规模过小，则不能满足人体正常的生理需要，使室内空气质量降低，产生不良气体，造成各种疾病的传播。但也不是越大越好，越高越好，住宅过于旷大，造成土地和建筑材料的浪费，使经济效益降低；同时会造成心理障碍，"高、大、空"的住宅，尤其是进深大的房子会造成空旷、失落感，特别是儿童引起恐惧感，不利于健康生活。那么究竟多大规模的住宅合适呢？居室的大小应根据人体生理需要来决定。

1. 居室的容积　确定每人所需居室容积的大小主要是以室内空气中二氧化碳含量作为间接指标的，同时参考室内的灰尘、二氧化硫、氮氧化合物等的含量和细菌的浓度，根据人体在生理活动中呼出二氧化碳的量，使室内空气中的含量不超过国家标准规定的允许浓度，计算出每人需要的居室容积为25～38立方米。

2. 居室的面积　居室的面积是指居住面积，即室内地面的面积。因人体对容积的需要为 25～38 立方米，净高以 3 米计算，每人所需的居住面积则为 8～12 平方米。从卫生学要求来看，每人 12 平方米的居室就完全能够满足人体的生理需要，超过这一数值，就造成不必要的浪费。

3. 居室的净高　居室的净高是指室内地面到天花板或顶棚的高度。净高对人体健康有什么意义呢？人们在日常生活活动中，造成室内空气的污染和温度的变化在空间分布是不均匀的，在一定高度范围内空气污染特别严重，这叫做污染带。人体正常活动时，呼吸空气是在 0.8～1.6 米的高度范围内进行的，成为呼吸带。实验证实，污染带是随着居室净高的改变而改变的，当净高在 2.6 米以下时，污染带不易扩散，常和呼吸带重叠，人们容易重复吸入污染的空气，对健康不利；当净高在 2.8 米以上时，污染带超过 1.5 米，就避免了这种情况。同时，适当的净高对居室采光、夏季室内空气的对流起着重要作用，净高过小，会使居民产生压抑感等不良反应。因此，净高在住宅设计中是一个重要的卫生学指标。一般认为，净高在 3～3.5 米时最为适宜，在住宅设计时，北方不应低于 2.6 米，在炎热地区不应低于 2.8 米。

（二）日照和采光

居室的日照和采光常和住宅的朝向及卫生间距有关。

1. 日照

通过门窗等透光部位进入室内的直射阳光叫做日照。住宅的日照有非常重要的生理意义。阳光对人体具有生理学活性作用，阳光通过视觉和皮肤等感受器官受到的温热感和光电效应可刺激神经系统，从而使全身各器官的机能增强，如免疫力、组织再生能力及新陈代谢等。阳光中的紫外线具有多种生理作用，其中比较有意义的是抗佝偻病作用和杀菌、抑菌作用。人和高等动物的皮肤，在紫外线作用下能合成维生素 D，它是骨骼生长、钙化的重要原料。

为了保证室内具有适宜的日照,应从时间上得到保证,需要规定一个最小日照时数。这一时间应能杀死病菌或抑制病菌的生长,又能达到一定的预防佝偻病的作用,满足机体的生理需要,也能改善室内的微小气候。常以太阳高度角最小的时期,即冬至前后,室内所需直射阳光照射的最短时间为标准。制定日照的卫生标准是2小时。所以,在北京地区,设计住宅时居室冬季室内的日照时间不得低于2小时。

居室的日照主要决定于居室的朝向,在我国,南向、东南向、西南向的居室都能符合日照卫生要求。

建筑物之间的距离,也是满足日照的重要保证。这一距离在卫生学上称为日照卫生间距。保持卫生间距和节约用地是一对矛盾,因此,在满足卫生标准的条件下应精打细算,尽可能做到两者兼顾。在实际确定卫生间距时,我国南方炎热地区,太阳高度角大,日照时间长,日照卫生标准容易满足,在这些地区还应考虑住宅间的通风。在华北和黄、淮河流域,则既要考虑日照,又要注意通风,两者矛盾时,优先考虑日照。在北方寒冷地区,例如东北、内蒙古、新疆,则主要争取满足日照的卫生要求。

2. 采光和采光系数

采光是指室内自然光的照度。一般认为,室中央的自然照度不应小于50~75勒克斯。自然光除给居室光亮外,也有生物活性作用。

住宅的采光和它的间距、朝向有一定关系,除此之外,居室采光决定于居室的室深系数、采光系数和自然照度系数。

室深系数是指居室的进深和窗上缘至地面高度的比值。进深又是指居室的前墙外表面至室内后墙内表面的距离。在建筑界提倡"大进深、多开间"以节省占地和降低工程造价,提高使用面积和工程投资效益。但在加大进深时一定要保证居室的自然采光,最好采用双侧采光,这样一方面可获得良好的自然采光,又可以形成穿堂风，改善室内微小气候和空气质量。

采光系数是指窗户的有效透光面积与居室地面面积之比，也是建筑设计中的一个卫生指标，在住宅设计时应尽量扩大采光面积，在保证冬季保温的前提下，居室的采光系数不应小于0.1。

自然照度系数是指室中央水平照度与同时在室外测得的水平照度的百分比。自然照度系数是反映室内采光重要的综合指标，根据卫生学要求，卧室和堂屋的自然照度系数不应小于5%。

（三）居室微小气候

居室的微小气候是由住宅内空气的温度、湿度、风速和辐射四个因素决定的。这些气候因素对人体的作用不是单一的，而是同时存在并互相影响着的，构成一个统一体，综合作用于人体。

1. 温度

温度对人体的热平衡极为重要，人体的皮肤是对热量良好的调节器官。室温过高时，皮肤可通过血管的扩张，增加向体外散发的热量；室温过低时，血管收缩，减少散热，从而维持机体的热平衡，皮肤的温度基本上没有什么变化。当室温降到17℃以下或高于22℃时，单靠皮肤的调节已不能很好地维持机体的热平衡。

经过测试和研究，测得冬季舒适温度的下限在16℃，夏季舒适温度的上限在26℃。在住宅设计时，冬季的室温不应低于13℃，夏季不高于28℃。

2. 相对湿度

相对湿度对人体健康也有相当重大的影响。实验证明，在高温和低温的情况下，人体对湿度改变的反应很敏感，温度在舒适的时候，空气湿度对人体的影响比较小。因此，冬季居室潮湿，能加快机体散热，使人感觉寒冷；夏天湿度过大，机体散热困难，使人觉得闷热。一般认为，相对湿度以30%～60%为适宜，冬季不小于40%，夏季不大于80%。

3. 风速

空气流动可使机体接触的空气更快进行热交换,在室温小于体温时,能带走较多的热量,促使散热,冬季能使人们感到寒冷;当室温高于体温时,风速则可使机体从外界环境吸热。

为了给居室创造一个适宜的、调节体温的居住环境,夏季应尽量保证居室有良好的穿堂风,以帮助散热,冬季则要减少空气的流动。一般认为,冬季的适宜风速为 0.1～0.3 米/秒,夏季为 0.3～2.0 米/秒。

4. 辐射

人体对辐射的调节功能不敏感,一般较易感觉由于受辐射丧失的热。在住宅设计时,冬季应使墙壁表面温度和室温的差不超过 6℃。

(四) 空气质量

在人们的一些生活活动中,能产生一些有害气体和物质,如不及时排出会影响人体健康。这些物质主要有一氧化碳、二氧化碳、二氧化硫、氮氧化物、甲醛等有害气体和细菌、飘尘、代谢产物。这些有害气体主要是通过呼吸道进入体内,人体的呼吸道粘膜对这些污染物特别敏感,而且有很大的吸收能力。这些物质进入体内首先破坏呼吸系统的防御能力,引起生理反应,诱发感染,使机体的抵抗能力下降,使呼吸系统疾病的发病率增高,甚至引起急性或慢性中毒。这些有害物质被吸收后还能导致心血管系统的各种疾病,影响人体的正常代谢和生长发育,同时有的还是危险的致癌因素。

在我国,南方地区引起室内空气污染的一个重要因素是厨房,煤、柴和各种燃料燃烧时释放出多种有害气体,炒菜时,各种油烟里也含有多种有害气体。假如,卧室和厨房相通,做饭时居室的各种有害物质的含量一般可达国家规定的空气内允许含量的 2～3 倍,有时可达 10 倍。在北方,冬天室内燃煤取暖是造成室内空气污染的重要原因,有时是主要的。室内空气中有害物质浓度可达到允许含量的数十倍，甚至造成急性中毒，引起死亡。

吸烟是我国目前室内空气污染的另一个重要原因。专家做过测定，在15平方米的房间内，同时2～3人吸烟，当每人连续吸3～5只烟后，室内一氧化碳、氮氧化物等有害气体的含量可达到国家规定大气允许浓度的5倍。在这种条件下，可以使人体的抗病和免疫能力大大降低，对婴幼儿的生长发育产生严重影响，仅小儿佝偻病的发病率就增加2.5倍。被动吸烟的60岁以上的老年人，气管炎、心血管病的发病率也大大提高。

居室空气质量的优劣对人体健康的影响，应引起新农村建设者的高度重视。在住宅设计中要采取相应的措施，增加室内的换气次数，改善居室的空气质量，如在厨房设子母式通风孔，有条件时安装排风扇、抽油烟机等，以减少厨房对住宅的污染。

第六节　农村住宅卫生标准

为贯彻预防为主的方针，保证农村住宅的健康要求，改善农村居民的生活居住条件，针对我国农村住宅中存在的卫生问题，全国爱国卫生运动委员会于1988年组织制定了《农村住宅卫生标准》。

作为国家标准的《农村住宅卫生标准》的卫生标准值完全符合当前农村的实际情况、农业经济发展水平和技术政策。在我国农村，可以通过建筑设计的改进、建筑材料的使用，使住宅的环境达到标准的要求，同时充分注意地域特点，各种生活方式和民族习惯。

《标准》使用于县以下统一规划、设计、新建、改建的农村住宅，农民个人建造的住宅也应参照执行，还适用于对已经建成的农村住宅的卫生评价。

《标准》分总则、农村住宅卫生标准、住宅用地的选择和住宅卫生监督监测4部分。在农村住宅卫生标准中分4个建筑气候区，列出了日照时数、卫生间距、采光系数、室深系数、自然照度、净高、人均居住面积、冬夏的适宜温度、相对湿度，适宜风速等项的住宅建筑设计的卫生标准，在住宅用地选择中列出了和人体健康密切相关的重要的用地选择卫生标准。

附录：

农村住宅卫生标准
【GB 9981－1988】

本标准规定了农村住宅建筑和居室微小气候的卫生标准及住宅用地选择、住宅卫生监督、监测的要求。

1 总则

1.1 为贯彻"预防为主"的方针，改善农村居民的生活居住条件，保证人民身体健康，特制定本标准。

1.2 本标准适用于县以下统一规划设计，新建、改建的农村住宅。个人建造的住宅应参照本标准执行。

本标准也适用于已经建成住宅的卫生评价。

1.3 在建设农村住宅时，建设单位的主管部门应会同同级卫生等有关部门共同商定住宅的选址。有关住宅建筑设计图纸及技术文件，必须经卫生防疫站卫生审查后，方可建造。

1.4 本标准提供给建设单位和建筑设计部门作为农村住宅设计的依据。卫生防疫站、环境卫生监测站负责监督和检查执行情况。

2 农村住宅卫生标准

2.1 农村住宅建筑应符合表1的规定。

表 1　农村住宅建筑卫生标准

项　目	气候分区[1)			
	Ⅰ区	Ⅱ区	Ⅲ区	Ⅳ区
日照时数，h	不小于 3.0	不小于 3.0	不小于 3.0	不小于 3.0
日照卫生间距，倍	不小于 2.5	不小于 2.0	不小于 1.5	不小于 1.5
采光系数	1/8～1/10	1/8～1/10	1/8～1/10	1/8～1/10
室深系数	2.0～2.5	2.0～2.5	1.5～2.0	1.5～2.0
自然照度系数，%	0.5～1.0	0.5～1.0	0.5～1.0	0.5～1.0
居室净高，m	不低于 2.6	不低于 2.6	不低于 2.8	不低于 2.8
人均居住面积，m^2	不少于 6.0	不少于 6.0	不少于 8.0	不少于 8.0

注：1) 见附录 B（补充件）。

2.2　农村住宅居室微小气候应符合表 2 的规定。

表 2　农村住宅微小气候卫生标准

项　目	气候分区			
	Ⅰ区	Ⅱ区	Ⅲ区	Ⅳ区
冬季温度，℃	不低于 13.0	不低于 13.0	不低于 13.0	不低于 13.0
夏季适宜温度，℃	26～28	26～28	26～30	26～30
相对湿度，%	40～70	40～70	50～80	50～80
冬季适宜风速，m/s	0.1～0.3	0.1～0.3	0.15～0.3	0.15～0.3
夏季适宜风速，m/s	0.3～1.0[1)	0.3～1.0[1)	0.5～2.0[1)	0.5～2.0[1)

注：1) 上限值为短暂时间的允许值。

3 住宅用地的选择

3.1 住宅用地应选择向阳，地势较高，地下水位较低并远离墓地和沼泽地，不受洪水淹没，土壤未受明显污染的地带。地面应有适当的坡度，便于排水。

3.2 山区及丘陵地带应根据当地气象和地理条件选择住宅用地，不宜在风口建宅，防止寒风侵袭，但必须保证有良好的通风和日照。

3.3 农村住宅应建在大气污染源常年夏季最小风向频率的下风侧，如受条件限制应有足够的防护距离。

3.4 农村住宅附近应有水量充足，水质良好，便于防护的水源。

4 住宅卫生监督、监测

4.1 卫生防疫站、环境卫生监测所（站）对农村住宅实行卫生监督，监测和评价。

4.2 卫生防疫站、环境卫生监测所（站）在住宅建造前，应根据1.4的规定，实行预防性卫生监督，竣工后，实行经常性卫生监督。

附录 A
本标准用词说明
（补充件）

A 对本标准条文执行严格程度用词采用如下写法：

A1 表示有严格限制性，非这样做不可的用词，一般采用"必须"。

A2 表示有限制性，在正常情况下应这样做的用词，一般采用"应"。

A3 表示允许稍有选择性，在条件许可时，首先应这样做的用词，一般采用"参照"、"适用"或"宜"。

附录 B
本标准气候分区说明
（补充件）

B 本标准四个气候区划分依据：

B1 Ⅰ区（严寒区）：历年最冷月平均温度小于－10℃的地区；

Ⅱ区（寒冷区）：历年最冷月平均温度小于 0℃的、大于－10℃的地区；

Ⅲ区（温暖区）：历年最冷月平均温度大于 0℃、最热月平均温度小于 28℃的地区；

Ⅳ区（炎热区）：历年最热月平均温度大于 28℃的地区。

B2 全国农村住宅卫生标准气候分区区划图（图 B1）。

附加说明：

本标准由中央爱国卫生运动委员会办公室提出。

本标准由北京医科大学、安徽省卫生防疫站、吉林省卫生防病中心负责起草。

本标准主要起草人胡汉升、王乃益、李孟春、王冠群、任军、王瑞卿。

本标准由卫生部委托技术归口单位中国预防医学科学院环境卫生监测所负责解释。

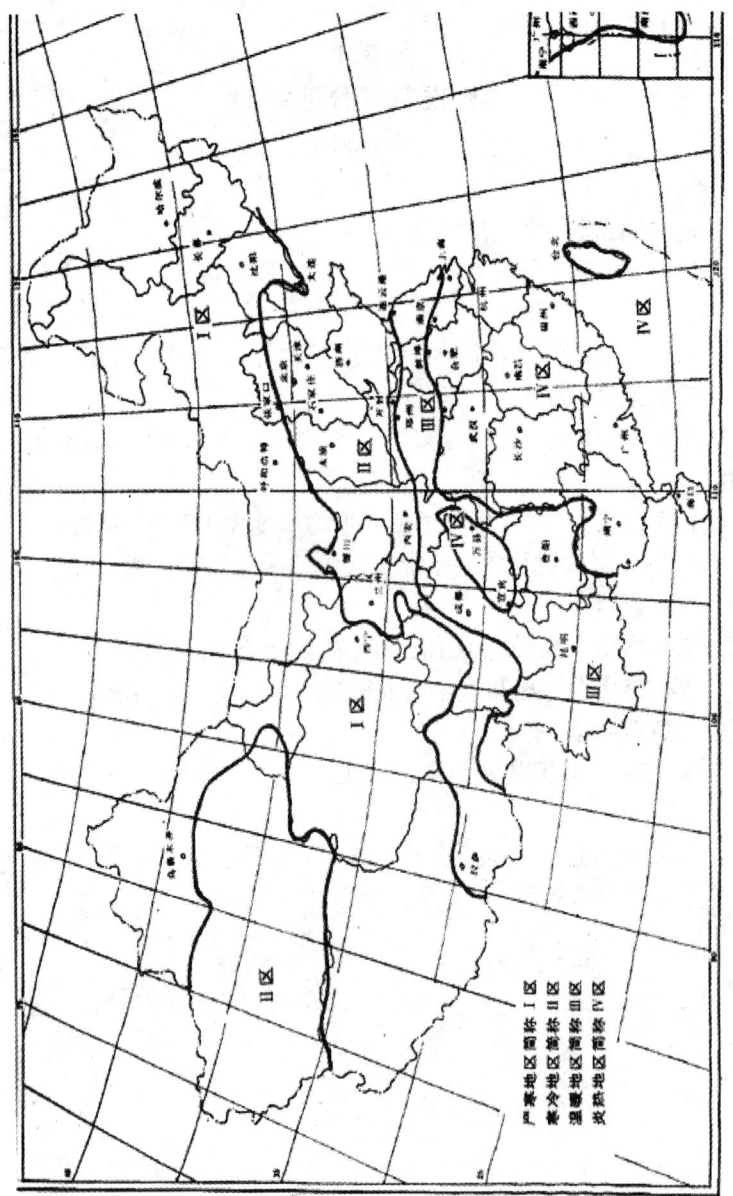

图 B1　全国农村住宅卫生标准气候分区区划图

第七节 农村住宅卫生设计参考

农村住宅主要由住房（包括堂屋、卧室、厨房、杂物间）及院落（包括禽畜圈舍、水井、柴草堆、厕所及绿化用地等）两部分组成。

一、堂屋

堂屋是具有生产、生活、贮存等多功能的房间。用来接待亲友、节假日团聚，办理丧喜庆活动，也是平日用餐、学习、看电视和从事家庭副业的场所；同时，又是整个住宅的中心，起着前庭入口和各卧室、厨房的交通枢纽的作用。

堂屋作为家庭活动的中心，在住宅的平面布局中占有相当重要的地位，堂屋一般要求宽敞，除陈设少量桌椅家具外还常留有较大的活动空间，以存放部分农具及副业生产工具。为了便于生产活动和挑担的方便，一般对外的门都设双扇，习惯都开在中间。

北方住宅堂屋的开间尺寸多为3.3米或3.6米，进深为3.9米、4.2米，建筑面积在12～16平方米；南方住宅堂屋开间尺寸多为3.6米、3.9米，进深为4.8米、5.4米、6.6米（带前廊）。

二、卧室

农村住宅中的卧室一般是围绕着堂屋布置的，设计中要平面布置得紧凑合理，尽量避免卧室互相穿套，同时卧室大小搭配以适应不同的使用需要，节约面积。

卧室要满足一家人的合理分居的需要。根据家庭人口结构及分室要求可以划分为下列户型：

1. 一堂一室（即一间堂屋、一间卧室）供独身者住。
2. 一堂二室，供4口以下的二代人住。

3. 一堂三室,供 5 至 6 口三代人居住。

4. 一堂四室,供 7 口以下三代人的居住。

南方传统形式的旧楼房,卧室低矮,楼层更低,室内阴暗,加之后墙不开窗,房间的通气采光较差,室内空气常有一股霉腐的气味,在这种环境长年生活极为有害,新建住宅应注意改善。

三、厨房和水井

目前,农民大多在院内设水井,厨房和水井因使用关系密切应设在一起。厨房和卧室最好要分开,防止燃料产生的气体和油烟污染卧室。水井离污染源距离越远越好,一定要设法保护,免受污染。如果附近的家庭厕所有渗漏,则水井离厕所至少要超过 30 米,否则,容易受到污染,引起肠道传染病的发生。

四、杂物间

主要用来存放小农具、日用杂品、粮食等,可安排在跨院或后院内,紧靠居室,如存放粮食应注意防潮和防鼠。

五、禽畜圈舍

在我国农村,绝大部分农户都有饲养少量的猪、羊、鸡、兔及牛、马等禽畜的习惯,以增加农家肥和副业收入,这些禽畜一定要做到圈养。圈棚、牲畜棚在院落中处理不妥,放置不当会影响环境卫生和人体健康,引起肠道传染病,如痢疾、肝炎、伤寒的流行;处理得好可使禽畜粪便增加肥效,同时还能产生沼气,提供能源。

猪圈、牲畜棚位置要向阳,放在远离居室的跨院和后院为好,应分圈舍和圈池两部分。鸡兔的饲养可设置在圈舍的上方。圈舍和圈池的地面应建成永久性的,用砖石、水泥砌筑牢固,不渗漏并形成一定的坡度,便于冲洗,同时应设专门,以便进出、填土和起肥。禽畜的粪便可作为高温堆肥的原料,也可以进入厕所的化粪池或沼气池，进行无害化处理和提取能源。

形成一定规模的猪、鸡、羊、兔、牛等的专业户，禽畜饲养不能在院落中进行，应根据村镇的规划，集中到农副业生产区进行，并和生活居住区保持一定的卫生防护距离。

六、柴草堆

目前，我国大部分农村仍以柴草为主要燃料，存放地点一定要做到方便、安全、隐蔽，否则会影响观瞻和环境卫生。

七、围墙

围墙能使院落完整，提高村容镇貌的观感效果，增加安全感，便于卫生管理。围墙最好建矮基花墙，这样既节省了建筑材料，又提高了建筑的艺术效果，还有利于院内的通风和日照。

八、美化环境

宅旁绿化，可以美化环境，减少来自周围的嘈杂，吸附进毒气、烟尘、减轻大风吹袭房屋，御寒，夏天还可遮阳避暑。在风水中很注意绿化，有许多特殊的规定，包括树的高矮疏密和树种的选择等，当然也给风水树赋予了神秘色彩。

第八节 规划卫生与风水文化

在如何对待"风水"这个问题上，往往存在两种对立的态度：一种态度认为风水就是科学，应该全部地继承下来；另一种态度认为风水就等于迷信，一派胡言，毫无可信之处。到底应当如何看待风水？世界级建筑大师贝聿铭曾经有过论断："建筑风水有好几种，比如说我们造房子，要背山傍水，这也是建筑风水。我觉得建筑风水我们应该相信的，可是建筑风水如果弄得过分一点，那就变成迷信了，这个我反对。"那么，如何认识规划卫生与建筑风水之间的关系呢？

1. 在进行村镇卫生规划和修建农村建筑时，要充分吸取风水中所总结出来的古代劳动人民的择居经验，例如在用地规划时，要充分协调与自然环境的关系，在建筑住宅时应尽量朝南、避雷电、宅旁绿化等思想现在仍然具有一定积极意义，这部分内容应该吸取，指导现代村镇规划和建筑住宅。农村住宅必须更多地考虑各地自然条件的特点，充分地利用自然条件所提供的优势，与自然环境和睦相处。虽然现在许多农民的房屋建筑大量使用了钢筋水泥材料，趋向于坚固，抵抗自然灾害的能力增强，可以不完全依靠地形的保护。但也必须充分考虑到村民饮水、耕作土地等多方面的制约因素，因此选择有利的地势和朝向在新农村建设中仍然非常重要。

2. 在古代人们择居活动中具有积极意义，但是由于社会的发展，影响择居的环境因素发生了变化。如古代农业生产技术落后，村民靠天吃饭，为了保证有充足的食物来源，人们就必须在光、热、水、土条件优越，旱涝保收的地方定居。因此风水十分注重对"明堂"的大小、水源等情况的考察。并把"明堂"比作粮仓，粮仓大则容纳的人口多，导致古代的村落一般集中在所谓"风水宝地"上。现代农业技术、农田水利、农田基本建设等改善了许多地区的农业生产条件，优良品种的培育。绿肥、化肥等的使用提高了土壤肥力，以前不能耕种的土地得到了耕作，沼泽成为良田，坡地建成梯田，缺水的旱地变成水浇地，尤其是改革政策，调动了人们的生产积极性，开拓了广阔的富民渠道，也更强调大企业的综合发展，茶叶、水果、畜牧、水产养殖等使以前不能利用的荒山、荒坡得到利用，农村居民点的分布范围相应的扩大了。在"明堂"小或没有"明堂"的山地，人们也能丰衣足食；再如传统风水模式中只着重于个别房屋与附近环境关系的处理，提倡较封闭的地形，随着农村商品经济的发展，使交通便利的地方成为农民建房的集中地，村镇规划要针对农村地区出现的新情况或将要出现的新问题进行统一的规划，内容包括确定村镇的性质、发展方向、规模和位置；道路网、电力、电讯线路的方向及各项建筑用地的安排，远远比"风水"考虑的因素要复杂深远得多。古代风水对于日益增加的社会交往具有一定的消极作用，对于这些内容要批判地吸收。

3. 有些内容在古代和现在都是迷信的，这部分内容应该批驳。例如农村地区现在残留有一些塔、阁、亭，在旧时"风水"上讲这些地方都是动不得的；再如农村住宅用石敢当、八卦镜、咒符驱鬼避邪等。这些都是一些迷信的东西，我们一方面要批驳披在这些东西上的迷信外衣；另一方面我们也应该把有些具有文物价值的建筑物作为乡村建筑的点缀保护起来，有利于保护传统文化。

风水的科学内容在于对自然环境的考察。如果抛弃了对自然条件优劣的分析和研究，也就等于抛弃了风水中科学的那部分内容。对于仍抱着迷信思想的人，要用科学的道理去说服。用科学知识去武装人们，把农村规划建筑引导到正确的道路上来，合理规划建设新农村，彻底改变农村的落后面貌。